Michelle Simeoni

Vacinação de mulheres grávidas

Michelle Simeoni

Vacinação de mulheres grávidas

Explorar as perspectivas das mulheres grávidas relativamente à vacinação durante a gravidez na região de Waterloo-Wellington

ScienciaScripts

Imprint

Any brand names and product names mentioned in this book are subject to trademark, brand or patent protection and are trademarks or registered trademarks of their respective holders. The use of brand names, product names, common names, trade names, product descriptions etc. even without a particular marking in this work is in no way to be construed to mean that such names may be regarded as unrestricted in respect of trademark and brand protection legislation and could thus be used by anyone.

Cover image: Disponibilizado pelo autor

This book is a translation from the original published under ISBN 978-620-2-31504-3.

Publisher:
Sciencia Scripts
is a trademark of
Dodo Books Indian Ocean Ltd. and OmniScriptum S.R.L publishing group

120 High Road, East Finchley, London, N2 9ED, United Kingdom
Str. Armeneasca 28/1, office 1, Chisinau MD-2012, Republic of Moldova, Europe
Printed at: see last page
ISBN: 978-620-7-86786-8

Resumo

Contexto: No contexto canadiano, as parteiras desempenham um papel crucial nos cuidados pré-natais das mulheres grávidas, que incluem recomendações de vacinas. Embora a administração de vacinas não faça parte do âmbito da prática das parteiras, estas são consideradas importantes para discutir e recomendar vacinas, uma vez que as pacientes confiam e valorizam os seus conselhos médicos. A vacinação das mulheres grávidas é essencial, uma vez que o risco de morbilidade e mortalidade relacionadas com a gripe aumenta durante a gravidez. Apesar das recomendações firmes feitas desde 2007 por organismos médicos e de saúde pública, como a NACI, a vacinação contra a gripe das mulheres grávidas continua a ser insuficiente e muito inferior ao objetivo recomendado de 80%. Antes da pandemia de H1N1, estimava-se que aproximadamente 15% das mulheres grávidas eram vacinadas contra a gripe sazonal todos os anos no Canadá. As taxas mantiveram-se semelhantes nos anos seguintes, apesar dos riscos significativos para a mãe e o feto. Apesar deste conhecimento, poucos estudos foram realizados no contexto canadiano para investigar especificamente os factores que influenciam os conhecimentos, as atitudes, as crenças e os comportamentos das parteiras relativamente à vacinação durante a gravidez. Por conseguinte, o único objetivo do meu projeto é estudar especificamente os conhecimentos, as atitudes, as crenças e os comportamentos das parteiras na área de Waterloo-Wellington, no Ontário, no que diz respeito à vacinação durante a gravidez. **Objetivo e objectivos da investigação:** Compreender melhor as atitudes das parteiras em relação à vacinação durante a gravidez. O meu projeto fornecerá dados de uma região em que, segundo a minha hipótese, a prática da obstetrícia é moldada pelas preferências de um subconjunto diversificado da população identificada como menonita.

Métodos: Foi adoptada uma abordagem qualitativa utilizando entrevistas semi-estruturadas aprofundadas. Este estudo utilizou um desenho qualitativo e construtivista para reunir as experiências e narrativas das parteiras, a fim de determinar o seu BCAB em relação à vacinação no seu campo, utilizando entrevistas semi-estruturadas. O quadro de domínios teóricos foi consultado para a formulação do guia de entrevista, bem como para a codificação e análise dos dados recolhidos. Foram utilizadas abordagens dedutivas e indutivas para codificar os dados, a fim de garantir que também surgissem temas fora do quadro. Os resultados deste estudo contribuirão para projectos de investigação semelhantes e mais abrangentes que estão a ser conduzidos pela Rede Canadiana de Investigação sobre Imunização (CIRN), que se centram na abordagem do método KABB à imunização e aos prestadores de cuidados maternos. Os resultados desta investigação também esclarecerão a fragmentação e as lacunas na obstetrícia, bem como as directrizes e os regulamentos que moldam a prática da obstetrícia no Canadá.

Resultados: O projeto de investigação explorou os conhecimentos e as competências das parteiras da região de Waterloo-Wellington e o papel que consideram desempenhar na discussão e recomendação da vacinação contra a gripe, bem como a recolha de percepções gerais sobre as vacinas. Os participantes lançaram luz sobre as barreiras pessoais e sistémicas que atualmente impedem as parteiras de integrar a discussão e a recomendação da vacinação na sua prática de rotina e fizeram potenciais recomendações sobre como ultrapassar essas barreiras na prática. Especificamente, este projeto explorou o impacto do envolvimento da comunidade menonita nos serviços de saúde, tais como a imunização e os programas de parto, através de entrevistas semi-estruturadas com parteiras que prestam cuidados a esta população. É de notar, no entanto, que nenhuma investigação deste tipo examinou anteriormente este aspeto da obstetrícia ou da população menonita e que estas conclusões são novas.

Conclusões: Este estudo apenas começa a preencher a lacuna existente na investigação qualitativa de alta qualidade que explora o CCBA das parteiras no contexto canadiano em relação às práticas de discussão e recomendação de vacinas. O projeto de investigação fornece informações e recomendações adicionais sobre os obstáculos à promoção, discussão e recomendação da vacinação na prática da obstetrícia na região de Waterloo-Wellington. Os resultados também podem contribuir para o desenvolvimento de serviços de saúde pública e de promoção da vacinação para chegar às mulheres grávidas na região de Waterloo-Wellington que partilham as mesmas características demográficas e contextuais que as participantes no estudo. Os participantes forneceram sugestões sobre como as discussões e recomendações sobre vacinas podem ser integradas de forma mais eficaz na prática de rotina das parteiras, com base nas suas experiências no atual sistema de cuidados de saúde materna. No entanto, a implementação destas estratégias depende do desenvolvimento de directrizes clínicas mais abrangentes para os cuidados obstétricos. Por conseguinte, é essencial avaliar mais pormenorizadamente a vacinação durante a gravidez do ponto de vista dos profissionais de saúde e as barreiras que atualmente impedem a promoção das vacinas.

Agradecimentos

Gostaria de agradecer à minha supervisora, Dra. Samantha Meyer, pela sua sabedoria e orientação durante o meu tempo na Universidade de Waterloo.

Gostaria de agradecer aos membros do meu comité, Samantha Meyer, Elena Neiterman e Heather MacDougall, pelos seus conselhos e recomendações ao longo do projeto, que ajudaram a tornar a minha visão uma realidade.

Gostaria também de agradecer à Rede Canadiana de Investigação sobre Imunização e a Eve Dube por terem partilhado comigo a sua investigação, conhecimentos e ideias e por terem inspirado este projeto.

Gostaria de agradecer especialmente à minha equipa editorial pessoal e aos meus amigos e família, que me apoiam incondicionalmente.

Gostaria de dedicar esta tese às parteiras de Waterloo-Wellington que tão generosamente partilharam comigo o seu tempo, conhecimentos e experiência para melhorar a saúde das mulheres canadianas.

Índice

No contexto canadiano, as parteiras desempenham um papel essencial na oferta às mulheres grávidas de uma alternativa aos cuidados pré-natais, o que inclui, sem dúvida, a discussão e a recomendação de vacinas(1-4). Embora a administração de vacinas esteja atualmente fora do âmbito da prática de uma parteira, as parteiras são consideradas figuras de autoridade fiáveis e conhecedoras de questões de saúde e a sua opinião profissional é frequentemente valorizada pelas pacientes(1-4).(1-4) Os factores que contribuem para a baixa taxa de vacinação das mulheres grávidas na sociedade canadiana incluem a relutância dos prestadores de cuidados maternos em vacinar devido a preocupações com a segurança da eficácia da vacina ou com a responsabilidade médica.(5-9) A baixa taxa de vacinação das mulheres grávidas pode ser explicada pela falta de aceitação das vacinas, por barreiras ao acesso e pela falta de recomendação por parte dos profissionais de saúde. (5, 6) A investigação também sugere que existe confusão no domínio da maternidade quanto à responsabilidade de informar as doentes sobre as vacinas, bem como barreiras ao acesso e à administração de vacinas no âmbito do sistema.(7, 9, 10) Aparentemente, até 70% dos obstetras acreditam que é da responsabilidade do médico de família recomendar e administrar as vacinas contra a gripe.(11) Apesar deste conhecimento, foram realizados poucos estudos no contexto canadiano para investigar especificamente os factores que influenciam as opiniões dos prestadores de cuidados de maternidade relativamente à vacinação durante a gravidez e, em particular, as opiniões das parteiras. Por conseguinte, é imperativo realizar uma investigação qualitativa sobre as percepções das parteiras relativamente à vacinação durante a gravidez, a fim de recomendar e melhorar a gestão das pacientes grávidas.

A história da obstetrícia é importante para compreender como a perceção histórica das parteiras interfere com as suas experiências enquanto parteiras.(12) A obstetrícia contemporânea no Canadá foi influenciada pelos desafios que as parteiras enfrentaram ao longo da história, pela relação entre as formas tradicionais de obstetrícia e o discurso dominante em torno da biomedicina.[th] (12) Além disso, a ausência da obstetrícia no sistema de saúde canadiano como profissão ao longo do século XX e a relação frequentemente hostil entre as parteiras e outros prestadores de cuidados de saúde demonstram que chegou o momento de reinventar a obstetrícia.(12) O contexto histórico da obstetrícia destaca a convergência de factores sociais, culturais, políticos e económicos que levaram ao declínio da obstetrícia e à emergência do controlo médico masculino sobre a obstetrícia. (12, 13) Biggs (2004) argumenta que o declínio da obstetrícia no Ontário, entre 1975 e 1990, esteve ligado ao monopólio biomédico dos cuidados de saúde, o que fez com que as parteiras fossem vistas como concorrência. Consequentemente, a regulamentação e as restrições impostas às parteiras pelos seus órgãos directivos tiveram impacto nos privilégios que lhes foram concedidos e no envolvimento das parteiras em intervenções biomédicas, como a vacinação e os direitos de prescrição.

O objetivo desta investigação é investigar os conhecimentos, atitudes, crenças e comportamentos das parteiras relativamente à vacinação durante a gravidez na área de Waterloo-Wellington. Esta região apresenta características únicas para o estudo devido às suas características geográficas e demográficas. A área de estudo foi determinada com

base nas comunidades designadas no âmbito da Rede Local de Integração da Saúde de
Waterloo-Wellington (LHIN), tal como definido pelo Ministério da Saúde e dos Cuidados
de Longa Duração. A região de Waterloo-Wellington é composta por cinco áreas distintas
classificadas pela LHIN e responsáveis pelo planeamento e financiamento dos cuidados
de saúde locais(14) : A composição demográfica da região de Waterloo-Wellington, que
não foi anteriormente explorada na literatura atual, permitiu-me examinar as percepções e
práticas de imunização num subconjunto culturalmente diverso da população identificado
como menonita. A consideração da população menonita e da sua potencial influência nos
debates e recomendações sobre vacinação na região fornece dados ricos e
contextualmente relevantes sobre as percepções e práticas de aceitação de vacinas. Dado
que as práticas de recomendação e aceitação de vacinas podem ser influenciadas por
circunstâncias contextuais e experimentais, bem como por crenças culturais e religiosas.
A investigação numa população que pode falar de crenças e práticas menonitas oferece
uma oportunidade única para examinar a forma como as parteiras enfrentam estes
desafios na sua prática.

Hesitação em relação à vacinação entre os profissionais de saúde

A não recomendação ou administração de vacinas a uma grávida resulta
frequentemente da hesitação em vacinar por parte dos prestadores de cuidados de saúde
na maternidade e das próprias doentes(15). A hesitação vacinal envolve indivíduos com
diferentes graus de motivação, que vão desde o apoio à oposição às vacinas.(15) A
hesitação vacinal é definida como um conjunto de crenças, atitudes e comportamentos, ou
uma combinação destes factores, exibidos por leigos relativamente à sua própria

vacinação ou à dos seus filhos.(15) A hesitação vacinal pode também estar presente entre os prestadores de cuidados de saúde maternos, a população que é o foco de atenção particular neste projeto de investigação. Os prestadores de cuidados de saúde maternos podem demonstrar hesitação vacinal desencorajando as mulheres grávidas a serem vacinadas ou não recomendando ou discutindo as vacinas durante as consultas(15). A hesitação em relação à vacina é uma área de investigação importante devido ao seu impacto no comportamento e nas acções de vacinação dos doentes. A hesitação por parte do prestador de cuidados de saúde pode traduzir-se diretamente em hesitação e na redução da adesão dos doentes(15). As pessoas hesitantes podem demonstrar a sua hesitação através do seu comportamento, que pode incluir o adiamento da ação para receber uma vacina ou a recusa total da vacinação(15).(15) Se os pacientes forem confrontados com a hesitação por parte do seu prestador de cuidados de saúde, podem estar menos inclinados a confiar na vacina, particularmente durante um período vulnerável como a gravidez. (15) A hesitação em relação à vacina na prática da obstetrícia é um tópico que ainda não recebeu a necessária investigação ou atenção política. Os dados e as conclusões deste projeto podem ser utilizados para iniciar uma conversa sobre as práticas de recomendação de vacinas na obstetrícia, informar futuras investigações e recomendações políticas e práticas nos cuidados de maternidade.

Gripe: Informações essenciais sobre a vacina contra a gripe no Canadá

A gripe é uma infeção viral aguda do sistema respiratório que causa epidemias anuais(1). (16, 17) As pessoas infectadas com gripe sazonal podem apresentar uma série de sintomas, desde os menos graves, como fadiga, dor de garganta e início súbito de febre, até aos mais graves, como pneumonia e agravamento de doenças subjacentes.(16-18) As complicações graves da gripe podem levar a um aumento do número de consultas médicas, de idas às urgências, de hospitalizações e, nalguns casos, de mortes(17).

Na maioria das jurisdições canadianas, a vacinação contra a gripe é atualmente recomendada para toda a população, mas sobretudo para as pessoas com elevado risco de complicações, as que podem transmitir a gripe a indivíduos de alto risco e as que prestam serviços comunitários essenciais(17). A vacinação contra a gripe também tem sido especificamente recomendada para as mulheres grávidas durante a época da gripe no Canadá desde 2007(19).(19) A vacinação contra a gripe das mulheres grávidas é essencial porque o risco de morbilidade e mortalidade relacionadas com a infeção aumenta durante a gravidez, tanto para a mãe como para o feto. (19-22) A gripe é uma das seis vacinas (incluindo as vacinas contra a hepatite B, a vacina tetrapolar, a poliomielite, o meningococo, o pneumococo e certas vacinas de viagem) recomendadas para as mulheres grávidas pelo National Advisory Committee on Immunization (NACI).(19) O NACI faz recomendações sobre a utilização de vacinas atualmente ou recentemente aprovadas para os seres humanos no Canadá, incluindo a identificação de grupos de risco para doenças evitáveis por vacinação, aos quais a vacinação deve ser dirigida. (23) Apesar destas fortes recomendações das organizações médicas e de saúde pública norte-americanas desde 2007, a adesão à vacina contra a gripe entre as mulheres grávidas continua muito abaixo do objetivo de 80%.(5, 24, 25) Os factores que contribuem para a baixa taxa de vacinação são bem citados na literatura e explorados com mais pormenor neste estudo, mas incluem problemas logísticos, confiança na eficácia e nas provas da vacina, hesitação das pacientes e dos prestadores de cuidados, âmbito limitado da prática e orientações pouco claras nas quais as parteiras baseiam as suas práticas de cuidados.

Na província de Ontário, onde foram recolhidos os dados para este projeto, o governo provincial tem vindo a oferecer a vacina contra a gripe gratuitamente a todos os ontarianos que a desejem, todos os anos, desde 2000-2001, como parte do Programa Universal de Imunização contra a Gripe (UIIP)(17, 26). Apesar das tentativas do governo de aumentar a adesão à vacinação contra a gripe tornando-a mais disponível e acessível, estima-se que apenas 15% das mulheres grávidas sejam vacinadas contra a gripe sazonal todos os anos no Canadá(25).(25) As taxas de vacinação das mulheres grávidas permaneceram relativamente inalteradas nos anos que se seguiram à pandemia de H1N1, atingindo um mínimo de 10%.(27) O surgimento da pandemia de gripe H1N1 em 2009 é importante devido ao risco acrescido que representou para o público, resultando em mais de 18 000 mortes em todo o mundo.(28) Em abril de 2010, durante o "período pós-pandémico", tal como classificado pela OMS (Organização Mundial de Saúde), estimava-se que 41% dos canadianos com 12 anos ou mais tinham sido vacinados contra a gripe H1N1, excedendo a percentagem de pessoas vacinadas todos os anos (32% em 2007-2008).(28)

A participação na vacinação é essencial para o estabelecimento da imunidade de grupo, um conceito que sustenta a ideia de que a imunização numa população oferece proteção indireta aos membros da população, incluindo aqueles que não podem ser vacinados, como os fetos e os recém-nascidos.(29) Para serem bem sucedidos na redução da prevalência e da incidência de doenças evitáveis pela vacinação, os programas de vacinação dependem de uma elevada participação anual.(30) Uma vez que a gripe é uma doença evitável por vacinação e expõe o feto e a futura mãe a um risco acrescido de morbilidade e mortalidade relacionadas com a gripe, é importante prestar especial atenção a este grupo de risco.(5, 31) As baixas taxas de vacinação sugerem que existem barreiras à vacinação das mães. Em 2008, 40% dos prestadores de cuidados de maternidade canadianos não sabiam que as mulheres grávidas corriam um risco acrescido de complicações decorrentes da gripe e apenas 65% dos prestadores tinham conhecimento da recomendação da NACI(11). Embora as parteiras assistam apenas a 5% dos partos no Canadá, desempenham um papel essencial na gestão da população materna, nomeadamente no que respeita às decisões em matéria de cuidados de saúde durante a gravidez.

2 KABB (conhecimentos, atitudes, crenças, comportamentos)

No que diz respeito à aceitação da vacina e aos factores que a influenciam, é importante ter em conta as percepções pessoais de um indivíduo ou o ABC.

Conhecimento

O conhecimento é definido como o facto ou o estado de saber; a perceção de um facto ou verdade; uma apreensão mental clara e certa(32). A falta de informação exacta ou a desinformação constituem um obstáculo à vacinação contra a gripe sazonal(33). A falta de conhecimento pode influenciar as percepções da segurança da vacina, a sua eficácia na prevenção da infeção e a suscetibilidade de uma pessoa à infeção(33). Todos estes factores influenciam a decisão de uma pessoa de ser vacinada. A investigação de base realizada por Cairns et al (2012) concluiu que mesmo os prestadores de cuidados de saúde subestimaram a importância da segurança, da eficácia e da suscetibilidade, e que um melhor conhecimento poderia aumentar a aceitação da vacina(33).

Atitudes

Uma atitude é definida como uma maneira, disposição, sentimento ou posição em relação a uma pessoa ou coisa(32). As atitudes em relação às vacinas podem ser influenciadas por factores externos, como a religião, a experiência pessoal e os conhecimentos. As atitudes podem geralmente ser classificadas como positivas, neutras ou negativas em relação à vacinação(34). Estas atitudes baseiam-se frequentemente nos conhecimentos, e parece que as atitudes das pessoas em relação à segurança e eficácia das vacinas e os seus próprios conhecimentos percebidos estão geralmente associados entre si(34). *Crenças*

Uma crença é definida como uma opinião ou convicção(32). Os sistemas de crenças de uma sociedade, de um grupo ou de um indivíduo são um fator determinante na aceitação e na relutância em ser vacinado(33). As teorias dos sistemas de crenças demonstram a potencial relevância das crenças para a conceção, posicionamento e desenvolvimento de mensagens a favor da vacinação(33). No entanto, no discurso anti-vacinas, as crenças e as visões do mundo foram identificadas como um fator com impacto na hesitação em vacinar(33).

Comportamento

Os comportamentos referem-se às acções tomadas pelo público leigo, bem como pelos prestadores de cuidados de saúde em relação à vacinação, e à forma como estes comportamentos são influenciados pelos conhecimentos, atitudes e crenças de um indivíduo. Os conhecimentos, as atitudes, as percepções e os comportamentos são todos indicadores úteis da eficácia de uma intervenção(33). A avaliação do programa deve ter em conta todos estes elementos para determinar o êxito de um programa como a adoção da vacina contra a gripe(33).

Os conhecimentos, atitudes e crenças de uma população, como as parteiras, ou de uma população cultural, como os menonitas, exigem uma melhor compreensão do comportamento da população, que pode ser explorado através da investigação.

Formação de parteira no Canadá

Д Uma breve história da obstetrícia no Canadá : Parteiras leigas no Canadá

Antes de 1800, os serviços de obstetrícia eram prestados por mulheres da comunidade, sem formação formal(4). A obstetrícia é uma tradição transmitida pelas mulheres de geração em geração e era considerada um domínio feminino(12). A parteira tradicional na história do Canadá representa uma parte natural e essencial da comunidade, muitas vezes conhecida como parteira leiga(12). (12) Estas parteiras "leigas" baseavam-se frequentemente em métodos como a experiência direta com as pacientes, a leitura autónoma de literatura sobre cuidados de saúde, a observação de mulheres em trabalho de parto, entrevistas com parteiras praticantes e a aprendizagem com parteiras mais experientes para aprenderem a cuidar das mulheres em trabalho de parto.(4) A maioria das parteiras leigas existe há gerações nas comunidades das Primeiras Nações e noutras comunidades culturais e adquiriu os seus conhecimentos e competências através das tradições comunitárias de obstetrícia e, mais recentemente, através de programas de educação formal.(13) A maioria das mulheres pioneiras era assistida durante o parto por mulheres reconhecidas nas suas comunidades pela sua perícia e conhecimentos especializados em matéria de gravidez e parto.(12) Argumenta-se que, apesar deste reconhecimento nas suas comunidades, a parteira tradicional e o parto não eram e continuam a não ser considerados "conhecimentos altamente especializados" no âmbito da profissão médica.(6)

A obstetrícia evoluiu no início do século XIX com os avanços da biomedicina. Esta evolução criou uma clivagem entre médicos e parteiras, o que acabou por conduzir a uma reforma da prática e à exigência de que as parteiras fossem formalmente formadas e regulamentadas.(13) Antes desta altura, a obstetrícia tradicional no Canadá não era considerada uma "profissão", uma vez que as mulheres não eram apenas prestadoras de cuidados, mas estavam também envolvidas na criação dos filhos e no trabalho agrícola, bem como na assistência às mulheres no parto.(12) A obstetrícia era, por conseguinte, praticada principalmente por médicos e auxiliares de enfermagem, uma vez que o domínio da obstetrícia não era oficial ou legalmente reconhecido na província de Ontário.(1, 4)

A obstetrícia sofreu um declínio e uma desvalorização significativos e permaneceu sem estatuto social, jurídico ou médico no Canadá durante mais de um século(12). Enquanto os cuidados e a prática obstétricos estavam estabelecidos nas cidades na década de 1940, a obstetrícia leiga persistia apenas em algumas comunidades menonitas, huteritas e das Primeiras Nações, bem como em zonas isoladas e rurais do Canadá(12, 13).(12, 13) No final dos anos 70 e nos anos 80, a obstetrícia comunitária emergiu como um movimento social para explorar e promover alternativas de baixo risco, baixa tecnologia e centradas na mulher aos cuidados obstétricos padrão.(13) O objetivo era restaurar a naturalidade do parto e trazer o nascimento de volta a casa.(12) Este movimento levou ao reconhecimento legal e profissional da obstetrícia em Ontário, ao abrigo da Lei das Profissões de Saúde Regulamentadas, em 1994, e foi legalizado em várias outras províncias canadianas, após mais de 100 anos de "abuso oficial".(1, 2, 12, 13) A regulamentação formal da obstetrícia e a sua integração no sistema de cuidados de saúde em Ontário, bem como noutras províncias do país, foi uma conquista significativa para os cuidados de parto no Canadá.(12)

A regulamentação da prática criou uma barreira de acesso para as parteiras rurais e leigas, uma vez que estas não têm privilégios em hospitais e em contextos de cuidados profissionais.(35) A divisão da prática entre parteiras leigas e parteiras formalmente formadas surgiu quando se iniciou o debate sobre se a formação formal ou as formas tradicionais de formação deveriam ser a norma para a prática da obstetrícia.(1, 4, 36) Em 1993, foi proposto um programa de formação em obstetrícia para "legitimar" a prática da obstetrícia no sistema de saúde e criar um sentido de profissionalismo em torno da prática.(12, 13) As parteiras enfrentavam o desafio de uma capacidade limitada de prestar cuidados contínuos às suas pacientes que davam à luz no hospital, devido à sua falta de reconhecimento como prestadoras formais no seio da comunidade profissional.(1, 4) Isto levou ao objetivo de alargar o âmbito da prática nos hospitais para permitir que as parteiras desempenhassem um papel mais ativo num contexto profissional.(4) No entanto, a legitimação da prática da obstetrícia tem sido acompanhada de desafios, uma vez que exige que as parteiras adiram às regras, regulamentos e restrições impostos pelos hospitais onde exercem a sua atividade.(4) As regras e regulamentos que regem a prática da obstetrícia são específicos dos países e regiões onde exercem a sua atividade e oferecem várias oportunidades e barreiras que moldam a prática da obstetrícia que conhecemos hoje [ver Anexo N].(37)

As formas tradicionais de obstetrícia foram perturbadas pelas mudanças sociais, culturais e económicas ocorridas no decurso da modernização da sociedade(12), sendo as mais influentes a expansão da biomedicina e o aumento da especialização médica(12). Os médicos que sentiram que as suas carreiras estavam a ser prejudicadas pela obstetrícia chegaram ao ponto de embarcar numa campanha para desacreditar as parteiras como incompetentes e obsoletas(12).(12) Um fator-chave que contribuiu para a deslocação das parteiras foi a redefinição do parto como um acontecimento médico perigoso que requer a intervenção de profissões médicas reconhecidas, em particular os obstetras.(12) Além disso, os ideais de género da época contribuíram para a ideia de que as mulheres eram dependentes de outros e, por conseguinte, incapazes de desempenhar tais tarefas ou de dar à luz sem um perito masculino que lhes prestasse cuidados especializados.(12) Todos estes elementos contribuíram para a aceitação da medicalização e para a preferência pelo parto assistido por um médico, conduzindo essencialmente a uma rejeição da obstetrícia como profissão feminina.

Obstetrícia no Ontário

A obstetrícia é uma profissão auto-regulada no Ontário, que exige que as parteiras obtenham um BHSc através de um programa de formação em obstetrícia para poderem obter uma licença para exercer na província.(38-40) Além disso, os candidatos internacionais têm a opção de concluir o International Midwifery Pre-Registration Program no Ontário.(41) Para as parteiras, o Midwifery Act, 1991, exige, como condição de registo, que forneçam prova de cobertura de responsabilidade profissional ao College of Midwives of Ontario para poderem exercer a profissão.(42) Cada província do Canadá estabelece requisitos específicos para o registo e a prática [ver Apêndice N].

Atualmente, existem 711 parteiras regulamentadas em Ontário e cerca de 1 173 no Canadá, que estiveram envolvidas em aproximadamente 10% dos partos a nível nacional em 2013.(43) Os partos realizados por parteiras quadruplicaram entre 1995 e 2004, de 1 800 para 8 600, enquanto os partos realizados por médicos de clínica geral diminuíram em mais de metade.(32) Além disso, no Canadá, ainda existe um grupo de parteiras não profissionais que exercem a profissão sem terem recebido formação formal e que estão registadas junto do governo de acordo com outros critérios (1, 2, 4, 41).

As parteiras registadas estão bem integradas no sistema de saúde do Ontário. Têm privilégios de admissão e alta nos hospitais locais e acesso a outros prestadores de cuidados de saúde para consultas e transferências de cuidados quando necessário.(44) As parteiras cuidam das suas pacientes durante todo o trabalho de parto e, após o parto, fazem visitas ao domicílio para ajudar as famílias a adaptarem-se à amamentação e à vida com um bebé.(38) No entanto, as parteiras não estão equipadas para gerir gravidezes ou partos complicados ou de alto risco; por conseguinte, assumem o papel de avaliadoras de risco e são responsáveis por determinar o que é seguro para as suas pacientes.(35) No Ontário, as parteiras são remuneradas de acordo com um modelo de prestação de cuidados.(2, 38) Uma prestação de cuidados faturável é paga quando os serviços da parteira são prestados durante um período de 12 semanas ou mais, durante a gravidez, o trabalho de parto, o parto e até seis semanas após o nascimento.(38) Outro componente essencial da obstetrícia é o fornecimento de informações que as mulheres podem usar para fazer escolhas informadas sobre os seus cuidados.(1, 2, 4) Isto exige que as parteiras estejam bem informadas sobre as recomendações e directrizes actuais em matéria de cuidados de saúde sobre uma variedade de tópicos, incluindo as vacinas.

Os benefícios das parteiras nos cuidados de maternidade e o seu papel na promoção da vacinação contra a gripe

De acordo com o Canadian Institute for Health Information (CIHI), as mulheres que recorrem a parteiras têm menos probabilidades de serem hospitalizadas no período pré-natal, de serem submetidas a uma cesariana, de terem um parto prematuro, de entrarem em trabalho de parto induzido e de serem submetidas a uma episiotomia.(2, 4,

45) A investigação demonstrou que os partos domiciliários planeados e assistidos por uma parteira registada estão associados a taxas mais baixas ou comparáveis de morte pré-natal e a taxas reduzidas de intervenção obstétrica e outros resultados adversos, em comparação com os partos hospitalares planeados e assistidos por uma parteira ou um médico.(45) Pode presumir-se que a razão pela qual há menos complicações nos partos domiciliários assistidos por uma parteira se deve ao facto de estas gravidezes serem menos complicadas e de cumprirem directrizes destinadas a garantir a segurança da mãe e do feto. Estas directrizes incluem a ausência de doenças pré-existentes, como a diabetes, a hipertensão ou a doença cardíaca; a ausência de doenças que surjam durante a gravidez, incluindo a hipertensão induzida pela gravidez, a diabetes gestacional, a hemorragia ou o descolamento da placenta; um único feto; uma idade gestacional entre as 34 e as 41 semanas; uma mãe que não tenha tido mais do que uma cesariana anterior; e um parto espontâneo ou induzido em ambulatório.(45) Da mesma forma, as mulheres que optam pelo parto em casa ou pelo parto com a ajuda de uma parteira têm maior probabilidade de ter tido uma primeira experiência de parto sem complicações.(44) Também se sugere que as mulheres que planeiam um parto em casa estão mais motivadas para evitar intervenções como a epidural, o que reduz o potencial para outras intervenções. (44) A possibilidade de manter uma parte dos cuidados à gravidez e ao parto fora dos hospitais e de repartir a procura por médicos e obstetras e ginecologistas retira um grande peso e custo a este sector do sistema de saúde materna. (44) Este facto demonstra o papel essencial das parteiras na redução dos custos e na libertação de recursos no nosso sistema de saúde. Para além destes benefícios, o recurso a parteiras tem demonstrado melhores resultados

em termos de saúde para a mãe e para o feto, não só durante mas também após a gravidez.

De acordo com a Society of Obstetricians and Gynaecologists of Canada (Sociedade de Obstetras e Ginecologistas do Canadá), existem atualmente apenas 1 650 obstetras-ginecologistas a exercer no Canadá(2). Para além dos obstetras e ginecologistas que exercem a sua atividade no Ontário, existem 31 017 profissionais de medicina familiar, 15 417 médicos e 711 parteiras que prestam cuidados de saúde às mulheres grávidas e às suas famílias(37).(37) Estima-se que as parteiras assistem apenas 5 a 10% dos partos no Canadá e que o acesso aos cuidados obstétricos está distribuído de forma desigual pelas províncias.(2) A proporção de parteiras que prestam cuidados em cada província varia de 1 a 6 (por 100 000 habitantes), com províncias que vão de 10 parteiras (Nova Escócia) a 711 parteiras (Ontário).(37) As províncias com o maior número de parteiras eram Ontário (711), Colúmbia Britânica (273), Quebec (211) e Alberta (111) em 2016 [ver Apêndice N].(37) Não é referido se as parteiras incluídas na investigação do CIHI são prestadoras registadas ou não, mas pode ser levantada a hipótese, a partir dos dados, de que as províncias com o maior número de parteiras em exercício são as que têm as maiores populações e onde existem grupos culturais distintos (como as populações menonitas e aborígenes). Os dados acima apresentados fornecem um contexto sobre o número de parteiras que prestam cuidados a mulheres grávidas por província e demonstram o número limitado de parteiras que prestam cuidados em comparação com a maior proporção de prestadores que se identificam como médicos, obstetras e ginecologistas e prestadores de cuidados de saúde familiar. Isto também explica a pequena dimensão da amostra de parteiras incluída neste estudo, com menos de 800 parteiras a prestar cuidados na província de Ontário e uma proporção ainda mais pequena a prestar cuidados a populações menonitas na área de Waterloo-Wellington.

Dos cerca de 1650 ginecologistas e obstetras que exercem atualmente a sua profissão no Canadá, calcula-se que 500 tenham mudado o seu foco do parto para a ginecologia, a fertilidade e o planeamento familiar(2). Além disso, prevê-se que cerca de 34% dos obstetras e ginecologistas atualmente em exercício se reformem nos próximos cinco anos(2).(2) Calcula-se que, só no Ontário, cerca de 10 000 mulheres deixarão de ter acesso a qualquer prestador de cuidados de maternidade. (2) Consequentemente, as parteiras estão a desempenhar um papel cada vez mais importante no parto e nos cuidados pré-natais das mulheres grávidas e constituem um grupo-alvo importante para a investigação e a saúde pública, na medida em que podem determinar as opiniões das mulheres sobre questões de saúde, como a hesitação em vacinar. No entanto, as questões de responsabilidade, as directrizes que regulam os cuidados que as parteiras podem prestar e as diferentes filosofias de cuidados têm de ser resolvidas antes de o Canadá poder avançar para um modelo interprofissional de cuidados maternos e neonatais que inclua a partilha de doentes entre médicos e parteiras(2).

Informações importantes sobre a vacina contra a gripe e a vacinação no Canadá
Impacto da gripe

A gripe está disseminada por todo o mundo, com taxas estimadas de 5-10% nos adultos e 20-30% nas crianças(46). As epidemias anuais de gripe em todo o mundo resultam em cerca de mil milhões de casos, 3 a 5 milhões de casos de doença grave e 250 000 a 500 000 mortes(46). No Canadá, a gripe está classificada entre as 10 principais causas de morte(46), resultando em cerca de 12 200 internamentos hospitalares e 3 500 mortes por ano(47). Existem dois tipos principais de vírus da gripe conhecidos por causarem doenças humanas generalizadas: os tipos A e B. Devido à constante mudança antigénica, é pouco provável que os vírus da gripe em circulação possam ser completamente erradicados: tipos A e B. Devido à constante mudança antigénica, é pouco provável que o vírus da gripe em circulação possa ser completamente erradicado. É por esta razão que as agências de saúde pública estão, e devem estar, a trabalhar para reduzir os efeitos das estirpes em circulação, prevenindo a infeção e a transmissão generalizada através da imunização.

A vacina contra a gripe sazonal é o método mais eficaz de prevenção e proteção contra a gripe e as suas complicações. Existem atualmente várias vacinas contra a gripe autorizadas para utilização no Canadá em pessoas com seis meses de idade ou mais(47). Os produtos específicos incluem vacinas inactivadas trivalentes e quadrivalentes (incluindo formulações com adjuvante e de dose elevada) e vacinas vivas atenuadas trivalentes e quadrivalentes, com indicações que variam em função da idade e do estado imunitário(47). A utilização da vacina esteve sempre abaixo dos níveis pretendidos, pelo que foram desenvolvidos programas de vacinação contra a gripe para remediar esta situação. Inicialmente, estes programas visavam apenas as populações de alto risco, como os idosos, as pessoas com doenças crónicas e os profissionais de saúde, para a vacinação anual contra a gripe(48). Em 2004, a NACI alterou estas recomendações para incluir todos os adultos e crianças(48). Desde a introdução destes programas, foi efectuado um acompanhamento exaustivo da adesão à vacinação, revelando tendências na adesão à vacinação na população canadiana.

Devido às diferenças de cobertura e de regulamentação entre as províncias, a taxa de vacinação reflecte, em certa medida, o financiamento público da vacinação. Em 2000-2001, a proporção da população imunizada no Ontário era de 35%, significativamente superior ao valor nacional, porque todos os residentes podiam ser vacinados contra a gripe gratuitamente(48). Apesar da promoção e publicidade generalizadas da vacina contra a gripe e da importância da vacinação anual, não se registou um aumento significativo da adesão desde 2000-2001(48). As razões mais comuns apresentadas para não se vacinarem incluem o facto de as pessoas pensarem que não era necessário (66%), de não terem tempo para o fazer (11%) e de terem medo da vacinação (6%)(48).

Intervenção do Governo : Programa universal de vacinação contra a gripe [UIIP]

Desde 2000, o Ontário tem um Programa Universal de Imunização contra a Gripe (UIIP) financiado pelo sector público, ao abrigo do qual todos os ontarianos com seis meses ou mais que vivam, trabalhem ou frequentem a escola na província podem receber gratuitamente a vacina anual contra a gripe(47). O custo do programa do Ontário é aproximadamente o dobro dos programas anteriores (40 milhões de dólares em comparação com 20 milhões de dólares anteriormente). No entanto, estima-se que o programa tenha evitado 786 internamentos hospitalares, 7.745 idas às urgências relacionadas com a gripe e 30.306 idas ao consultório médico durante cada época de gripe(17) .(17) Em Ontário, estima-se que tenha sido observada uma média de 22.457 casos de gripe em cada época desde a introdução do UIIP(17). Antes da introdução do UIIP, o número estimado de casos por estação era de cerca de 56 998. Por conseguinte, afirma-se que o programa universal evitou aproximadamente 61% (34 541 casos) por estação.(17) Além disso, observou-se uma redução de 28% nas mortes relacionadas com a gripe desde a introdução do programa universal. (17) O programa universal é uma intervenção dispendiosa, com um custo líquido de 12,2 milhões de dólares, ou 2,60 dólares por pessoa vacinada.(16) A análise de custos do programa UIIP mostrou que este era economicamente benéfico para a província de Ontário, na medida em que aumentava a utilização da vacina contra a gripe e reduzia o encargo financeiro global dos custos dos cuidados de saúde relacionados com a gripe, prevenindo casos de gripe, reduzindo efetivamente os custos dos cuidados de saúde relacionados com a gripe em 52% e poupando ao sistema de saúde aproximadamente 7,8 milhões de dólares por época de gripe.(17) *Eficácia da vacina contra a gripe durante a gravidez*

A NACI recomenda que todas as mulheres grávidas, independentemente da fase da gravidez, sejam incluídas nos grupos de receptores especificamente recomendados para a vacina inactivada contra a gripe, devido ao risco de morbilidade e mortalidade relacionadas com a gripe nesta população.(19) Existem provas consideráveis que sugerem que os resultados neonatais adversos e as hospitalizações maternas por perturbações respiratórias estão associados à gripe durante a gravidez. (30) Os dados sugerem que as crianças nascidas de mulheres vacinadas durante a época da gripe têm menos probabilidades de serem prematuras, pequenas para a idade gestacional e de terem baixo peso à nascença.(46) Os estudos sobre a vacinação contra a gripe durante a gravidez não demonstraram quaisquer efeitos nocivos para a mãe ou para o feto associados à vacinação contra a gripe com a vacina inactivada.(46) Embora a dimensão cumulativa das amostras dos estudos activos em mulheres grávidas seja relativamente pequena, em especial no primeiro trimestre, a vigilância passiva não suscitou quaisquer preocupações em termos de segurança, apesar da utilização generalizada da vacina inactivada contra a gripe durante a gravidez ao longo de várias décadas. (46) Vários estudos examinaram a capacidade dos anticorpos maternos específicos da gripe para proteger os bebés contra a infeção pelo vírus da gripe e/ou para reduzir a gravidade da doença, demonstrando a importância da vacinação materna durante a gravidez para a proteção da mãe e do feto.

A maioria dos prestadores de cuidados de saúde administra a vacina contra a gripe no segundo e terceiro trimestres; no entanto, a vacina contra a gripe também é administrada no primeiro trimestre, particularmente para mulheres com doenças subjacentes de alto risco, como a asma(27). As mulheres grávidas devem ser vacinadas com a vacina da gripe inactivada, uma vez que a vacina viva atenuada intranasal não é recomendada durante a gravidez(27).(27) Se forem seguidas as recomendações adequadas, a vacinação durante a gravidez não foi associada a malformações fetais, deficiências cognitivas ou neurológicas ou cancros infantis.(27) Nenhum estudo relatou uma reação significativa à vacina ou uma associação entre a vacinação e as complicações do parto ou um mau resultado fetal.(27) No entanto, a falta de conhecimento e as preocupações infundadas com a segurança são obstáculos significativos para os prestadores de cuidados de saúde recomendarem a vacinação a mulheres grávidas.(7-10, 49)

Segurança e reacções adversas à vacina contra a gripe

Os dados da vigilância pós-comercialização das vacinas contra a gripe no Canadá demonstraram que as vacinas contra a gripe sazonal são seguras. Os resultados são armazenados e monitorizados no perfil dos acontecimentos adversos após a imunização (AEFI). As vacinas contra a gripe são geralmente seguras e bem toleradas, sendo os efeitos secundários mais comuns a dor no local da injeção, que afecta entre 40% e 60% dos adultos saudáveis(47). Os efeitos secundários graves são extremamente raros, mas podem incluir anafilaxia e síndroma de Guillain-Barré(47). A vigilância pós-comercialização das vacinas contra a gripe é, por conseguinte, um elemento essencial para continuar a demonstrar a segurança das vacinas ao longo do tempo, informando os métodos de avaliação e reforçando a confiança do público nos programas de imunização(47).(47) As informações provenientes da vigilância da saúde pública sobre os acontecimentos adversos pós-vacinação fornecem informações pertinentes e atempadas para responder às preocupações sobre a segurança das vacinas, que é conhecida por ser um obstáculo importante à aceitação das vacinas pela população em geral e pelos profissionais de saúde.(47) Os sistemas de vigilância, como os EAAV, são importantes para demonstrar a segurança e a eficácia das vacinas aos prestadores de cuidados de saúde e ao público em geral. Demonstram também um nível de transparência institucional que ajuda a criar confiança no sistema de saúde e na informação que este divulga, bem como nos produtos que recomenda ao público.

Hesitação em relação às vacinas nos cuidados de saúde

A vacinação evita cerca de 2 a 3 milhões de mortes por ano, mas a recusa da vacina tem sido associada a epidemias em todo o mundo(50). Apesar da cobertura vacinal relativamente elevada das crianças no Canadá, há razões para recear que os programas de vacinação estejam a perder a confiança do público(30). As recentes epidemias de doenças evitáveis por vacinação na América do Norte e na Europa foram associadas a comunidades sub-vacinadas, demonstrando as consequências dramáticas da diminuição da cobertura vacinal(30).

Classificações simples como "pró-vacina" ou "anti-vacina" não conseguem avaliar o espetro de opiniões que existem sobre a vacinação e as diferentes respostas exigidas aos médicos e outros prestadores de cuidados de saúde. A hesitação em relação às vacinas é um conjunto contínuo de crenças e comportamentos associados que vão desde a recusa total de todas as vacinas até à aceitação total das mesmas.(30) A hesitação em relação às vacinas é complexa, fluida e multidimensional, com possíveis causas demográficas e socio-psicológicas, que mudam com o contexto, ao longo do tempo e são específicas das vacinas.(30, 50, 51) A hesitação vacinal é distinta da recusa da vacina e Caplan (2011) sugere que, em todos os casos, devem ser adoptadas estratégias para compreender a extensão das preocupações, a sua origem e a resposta justificada.(29) A recusa da vacina é frequentemente o resultado da hesitação vacinal, mas não são simbióticas. (29) As pessoas situam-se geralmente num espetro de aceitação das vacinas, com a maioria a aceitar as vacinas (70-75%).(50) Há uma percentagem menor (25-30%) de hesitantes em relação às vacinas, o que significa que podem ser selectivas ou atrasar a vacinação ou questionar a importância e a segurança das vacinas, mas são vacinadas na mesma.(50) Cerca de 2% da população são considerados recusantes de vacinas e rejeitam completamente a noção de vacinação.

O Grupo Consultivo Estratégico de Peritos (SAGE) sobre Imunização da Organização Mundial de Saúde (OMS) criou um modelo dos factores determinantes da hesitação em vacinar(30, 52). Este modelo está estruturado em torno de três domínios: influências contextuais, incluindo líderes e indivíduos influentes; influências individuais/grupo social, incluindo a experiência pessoal de confiança no sistema de saúde e no prestador de cuidados de saúde; e o terceiro domínio, questões relacionadas com a vacina e específicas da vacina, que inclui o papel dos profissionais de saúde(52).(52) Dada a importância conhecida dos prestadores de cuidados de saúde na tomada de decisões dos seus doentes, é importante considerar estes domínios, tanto por parte do público em geral como dos prestadores.

Atualmente, não existem soluções milagrosas ou estratégias comprovadas para combater a hesitação em vacinar. Os factos e a educação não são suficientes para mudar as crenças e os comportamentos do público, e a recomendação de um profissional de saúde é considerada um dos principais motores da vacinação(50). Uma investigação anterior no Canadá demonstrou que os profissionais de saúde que tinham conhecimento das recomendações e directrizes da NACI tinham mais probabilidades de discutir ou recomendar a vacinação do que aqueles que não tinham conhecimento das mesmas(53).(53) Para além das provas e dos factos, as atitudes em relação às vacinas são influenciadas por percepções de risco, confiança, emoções, valores, visões do mundo e acontecimentos críticos como as epidemias.(50) Os profissionais de saúde podem partilhar as mesmas questões e preocupações que o público em geral, como a desconfiança em relação às autoridades de saúde ou à segurança das vacinas.(50) Um estudo canadiano mostrou que a maioria dos vacinadores que participaram se sentiam desconfortáveis quando confrontados com pacientes relutantes em serem vacinados e não estavam suficientemente preparados para os aconselhar.(30) Isto é preocupante, porque os profissionais de saúde são uma fonte fiável de informação, mas subestimam frequentemente a sua influência.(50) Além disso, muitas vezes não dedicam tempo a discutir a vacinação ou utilizam métodos de comunicação inadequados para lidar com a hesitação em vacinar.(50) Por último, um prestador de cuidados de saúde pode ser ele próprio hesitante e, por conseguinte, é pouco provável que lide com a hesitação dos seus doentes em vacinar.(50)

Num estudo francês sobre médicos de clínica geral, 14% indicaram que estavam moderada ou fortemente relutantes em vacinar(54) . (54) Estes médicos indicaram que estavam menos inclinados a ser vacinados contra a gripe, a hepatite B e o reforço Tdap.(54) O que é mais preocupante é o facto de os médicos hesitantes não serem os únicos a manifestar preocupações em relação às vacinas, mas ainda havia uma pequena percentagem de médicos de clínica geral não hesitantes que associavam as vacinas à possibilidade de riscos ou de resultados negativos, como a doença de Alzheimer ou complicações a longo prazo.(54) Estes resultados são preocupantes porque os médicos são a pedra angular da aceitação pública da vacinação. É necessário que estejam mais bem equipados para ajudar os doentes a tomar decisões saudáveis sobre a vacinação e que saibam como os seus preconceitos e percepções podem influenciar a aceitação das vacinas.

Percepções sobre a vacinação durante a gravidez

A investigação efectuada nos Estados Unidos especificamente sobre mulheres grávidas e a sua perceção das vacinas durante a gravidez realça algumas das preocupações e hesitações desta população relativamente à vacina contra a gripe. Quarenta e quatro por cento das mulheres inquiridas no período pós-parto afirmaram pensar que todas as vacinas deveriam ser evitadas durante a gravidez(27). As mulheres vacinadas tinham mais probabilidades de o fazer se já tivessem tido gripe ou se tivessem sido vacinadas no passado(27). As mulheres vacinadas também eram mais propensas a pensar que a infeção por gripe durante a gravidez apresentava um maior risco de complicações do que a infeção fora do período de gravidez(27).(27) Entre as mulheres pós-parto, 56% disseram que teriam aceite a vacina contra a gripe durante a gravidez se o seu médico a tivesse recomendado.(27) Este facto demonstra a falta de informação entre o público em geral, bem como a importância de criar um programa de recomendações coerente a seguir pelos prestadores de cuidados de maternidade, a fim de aumentar a adesão durante a gravidez.

No contexto canadiano, um inquérito recente aos prestadores de cuidados de saúde nos hospitais do Quebeque revelou que uma proporção significativa dos 540 prestadores inquiridos estava preocupada com as vacinas(55). Dos inquiridos, 34% consideravam que as crianças recebiam demasiadas vacinas, 31% tinham algum nível de preocupação e receio em relação às vacinas e 42% afirmaram que um bom estilo de vida poderia eliminar a necessidade de vacinação(55).(55) As dúvidas dos prestadores de cuidados de saúde sobre a segurança das vacinas estão a aumentar, como mostra um inquérito de 2016 sobre a confiança na investigação sobre vacinas, nas autoridades de saúde pública e na segurança das vacinas.(56) Mais preocupante é a baixa adesão à vacina contra a gripe sazonal por parte dos próprios prestadores de cuidados de saúde. Um inquérito realizado no Quebeque indica que, desde o ano da epidemia de H1N1, quando a taxa de aceitação atingiu um nível recorde de cerca de 85%, as taxas caíram para cerca de 44% durante a época de gripe de 2015-2016(56). Esta taxa de aceitação abaixo do ótimo indica alguma hesitação por parte dos prestadores e é um indicador da confiança e das práticas de encaminhamento no Canadá, tanto entre os doentes como entre os prestadores.

Um estudo transversal sobre os prestadores de cuidados de maternidade e o ABC das mulheres relativamente à vacinação contra a gripe durante a gravidez, realizado no Mount Sinai Hospital, revelou que 40% dos prestadores de cuidados de maternidade não tinham conhecimento de que as mulheres grávidas estavam em risco de complicações decorrentes da gripe e apenas 65% conheciam as recomendações da NACI (11, 53).(11, 53) A maioria dos prestadores de cuidados de maternidade (70%) também acreditava que não era da sua responsabilidade oferecer a vacinação contra a gripe e que cabia ao médico de família ou à saúde pública vacinar as mulheres grávidas.(11) Estes resultados demonstram uma clara falta de educação e uma lacuna no nosso sistema de cuidados de saúde que permite que as mulheres grávidas escapem.

Durante a época de gripe de 2002-2003, começámos a observar uma mudança na importância da recomendação da vacina contra a gripe entre os prestadores de cuidados de saúde(11). Nessa altura, 63,4% dos prestadores de cuidados de maternidade recomendavam a vacina contra a gripe a mulheres grávidas com risco de complicações decorrentes da gripe.(11) Nos três anos que se seguiram ao inquérito, mais de metade dos prestadores referiram que as suas práticas de recomendação tinham mudado, o que indica um clima potencialmente variável para as recomendações de vacinas.(11) Em consonância com outras investigações nesta área, determinou-se que o fator mais importante na aceitação da vacinação pelas mulheres durante a gravidez era a recomendação de um prestador de cuidados de saúde. A investigação destacou outro obstáculo: os prestadores de cuidados de saúde não têm a certeza de quem é responsável por discutir, recomendar e administrar a vacina contra a gripe(11). A investigação acima referida não teve em conta os pontos de vista de um segmento importante do sector dos cuidados de maternidade no Canadá, nomeadamente as parteiras, que abordo no meu estudo. As parteiras não foram incluídas no inquérito porque só assistem a 5% dos partos no Canadá. No entanto, desempenham um papel essencial na prestação de cuidados à população materna, incluindo as decisões em matéria de cuidados de saúde durante a gravidez, pelo que devem ser tidas em conta na investigação, tal como os outros prestadores de cuidados de saúde, no que respeita à vacinação e à saúde fetal(13) . (13)

Foi criado e enviado um inquérito às parteiras do Ontário, em fevereiro de 2002, para explorar o seu ABC em relação à vacina contra a gripe.(26) Globalmente, os inquiridos concordaram que eram a favor da vacinação em geral e 53% afirmaram que o risco de reacções adversas é compensado pela proteção que as vacinas oferecem ao público em geral.(26) No entanto, apenas 34% das parteiras consideram que a vacinação é importante para proteger os seus clientes e 24% concordam que recomendariam a vacinação aos seus clientes.(26) Mais preocupante ainda, apenas 8,5% recomendaram a vacina contra a gripe às suas pacientes grávidas e apenas duas referiram ter passado mais de uma hora a discutir a vacinação.(26) Uma descoberta interessante da investigação é a diferença significativa no KABB entre as parteiras que se formaram em 1998 e antes, em comparação com as que se formaram depois ou que ainda estavam a estudar.(26) Os dados sugerem que as parteiras recém-formadas ou ainda em formação são muito menos propensas a considerar a imunização uma medida importante de saúde pública do que as mais antigas.(26) Mesmo as parteiras que relataram ter conhecimento das recomendações e práticas de imunização indicaram ter recebido pouca ou nenhuma formação em imunização durante o seu programa de formação em obstetrícia.(26) Como resultado, a maioria das parteiras afirmou que a discussão sobre a vacinação estava fora do seu âmbito de atuação e que a responsabilidade pela vacinação era do médico de família.(26) De forma ligeiramente contraditória, as parteiras afirmaram que o seu papel era apoiar as escolhas informadas das suas pacientes, mas que a discussão sobre as vacinas tinha de ter lugar para que esta escolha informada ocorresse e que, em muitos casos, era omitida.(26) Em termos gerais, o inquérito concluiu que o estado de vacinação estava fortemente associado às crenças e práticas de vacinação. Consistente com todas as outras pesquisas, a recomendação de um profissional de saúde de confiança pode ter uma forte influência na vacinação dos pacientes; portanto, os comportamentos de vacinação das parteiras podem ter um impacto nos cuidados de seus pacientes devido à sua abordagem de KABB.

Importância da discussão ou recomendação do prestador

Os prestadores de cuidados de saúde são uma das influências mais importantes nas decisões de vacinação. Num estudo realizado em seis países europeus, o médico de clínica geral, a farmácia e o hospital local foram citados como as fontes mais fiáveis de alertas de saúde ou de informações sobre medicamentos(52). No entanto, alguns prestadores de cuidados de saúde sentem-se mal equipados para responder a perguntas ou participar em discussões com pais hesitantes em relação às vacinas, como vimos em França, onde 43%

dos médicos de clínica geral não recomendaram determinadas vacinas aos seus pacientes(52).(52) Entrevistas com prestadores de cuidados de saúde na Europa mostraram que, embora os prestadores estivessem conscientes dos benefícios da vacinação, estavam muito preocupados com os riscos das vacinas, o que teve um impacto nas suas práticas de recomendação.(52) As conclusões acima referidas demonstram uma falta de confiança generalizada nas vacinas (ou em determinadas vacinas) e uma inconsistência entre os prestadores que se traduz diretamente na prática e nos resultados da adesão em todo o mundo.

Os prestadores de cuidados de saúde podem não encorajar a discussão ou recomendação de vacinação com as suas pacientes durante a gravidez por várias razões. Ao evitar a conversa ou ao optar por não abordar o tema da vacinação em primeiro lugar, a ausência de discussão pode ser suficiente para convencer uma paciente hesitante a não ser vacinada.(50) A ausência de discussão sobre a vacinação também pode estar ligada a restrições de tempo por parte do profissional de saúde.(50) No entanto, isto pode ser entendido como uma falta de apoio à vacinação por parte do prestador de cuidados de saúde.(50) Os prestadores de cuidados de saúde podem também não adotar as abordagens correctas quando lidam com mulheres grávidas hesitantes, mal informadas ou relutantes em relação à vacinação, e utilizar métodos de comunicação inadequados.(50) Mais importante ainda, se os prestadores de cuidados de saúde forem eles próprios avessos às vacinas ou relutantes em recomendar vacinas a uma população específica, como as mulheres grávidas, isso pode refletir-se diretamente nas suas práticas de recomendação.(50) Dada a relação de confiança, muitas vezes de longa data, entre os prestadores de cuidados de saúde materna e os doentes, é essencial que estas relações sejam utilizadas em todo o seu potencial e que o tema da vacinação seja abordado de forma imparcial.

Os prestadores de cuidados de saúde têm mais probabilidades de recomendar vacinas se eles próprios tiverem sido vacinados.(52) Um estudo canadiano demonstrou que as parteiras que referiram ter sido vacinadas tinham mais probabilidades de ter confiança na segurança e eficácia da vacina contra a gripe e, subsequentemente, de recomendar a vacina às suas pacientes.(52) No entanto, inquéritos recentes demonstraram que muitos prestadores de cuidados de saúde maternos têm relutância em recomendar e administrar vacinas às suas pacientes grávidas.(7, 57) Isto é particularmente verdade no caso das parteiras que, embora não estejam autorizadas a vacinar, preferem frequentemente abordagens alternativas à medicina e, por conseguinte, é mais provável que recomendem essas alternativas às suas pacientes ou evitem discutir a vacinação.(53) As parteiras também podem não considerar a discussão sobre vacinas como parte do seu papel ou prática de rotina e, por conseguinte, não se envolvem nesta discussão com os seus doentes.(5, 9, 27, 49) As actuais barreiras no âmbito da vacina contra a gripe nem sempre são fáceis de ultrapassar e superar.

A obstetrícia tem sido moldada por barreiras históricas de acessibilidade e autoridade. Com a complexidade acrescida das hesitações em relação à vacinação e à tomada de decisões durante a gravidez, este facto criou um papel complexo para as parteiras.

Práticas rurais relativas a recomendações, debates e adoção de vacinas

A secção seguinte centra-se numa região-alvo específica para esta investigação. É importante que eu forneça uma visão geral da população única, identificada como menonita, servida na área, a fim de fornecer um contexto para a prática. A presença deste subconjunto diversificado da população rural pode influenciar os comportamentos das parteiras. A investigação sobre as tendências, as oportunidades e as barreiras à adoção de vacinas e à utilização dos cuidados de saúde nas zonas rurais do Canadá é essencial para compreender como os cuidados podem ser melhorados em comunidades isoladas. Uma investigação realizada nas zonas rurais dos EUA estudou a vacinação nas zonas rurais e concluiu que, entre os prestadores de serviços inquiridos, 68% dos obstetras tinham orientações específicas sobre a gripe na sua prática clínica(58). Além disso, 73% dos obstetras administravam a vacina contra a gripe no seu consultório e 15% encaminhavam os doentes para outro local para receberem a vacina.(58) Entre os obstetras que administravam a vacina no seu consultório, as respostas indicavam que recomendavam a vacinação a 95% dos seus doentes. (58) Em contrapartida, um estudo sobre as práticas de vacinação numa comunidade suburbana dos Estados Unidos revelou que os médicos de família e os obstetras referiram ter administrado a vacina contra a gripe a menos de 40% das suas pacientes grávidas, o que é significativamente inferior ao estudo acima mencionado. Curiosamente, este estudo concluiu que, embora os médicos de família baseados na comunidade tivessem mais probabilidades de recomendar a vacina contra a gripe do que os obstetras, não havia diferença estatística na frequência da administração da vacina durante a gravidez. No entanto, estes estudos não fornecem um grupo de comparação, como uma comunidade urbana, para determinar se estas práticas de recomendação ou administração estão acima ou abaixo da média. Esta investigação também não incluiu as práticas de enfermeiros, médicos de família ou parteiras, pelo que as práticas de recomendação não são representativas de todos os prestadores de cuidados de saúde e de maternidade.

População menonita na região de Waterloo-Wellington

[th][th]Os menonitas são um grupo cultural religioso estabelecido no século XVI durante a Reforma Protestante, quando alguns cristãos se separaram da Igreja Católica Romana.(59) Os primeiros menonitas chegaram ao Canadá no final do século XVIII, estabelecendo-se primeiro no sul do Ontário.(59) Os menonitas no Ontário estão longe de ser uma seita homogénea, com mais de 20 grupos diferentes filiados no Comité Central Menonita (CCM).(60) Em 2013, o número de comunidades menonitas no Canadá foi estimado entre 10 e 20, ou cerca de 2% da população menonita total.(59, 61) Atualmente, vivem no Canadá cerca de 200.000 menonitas, mais de metade dos quais nas cidades.(59) Os menonitas começaram a chegar ao Alto Canadá por volta de 1776. Como os menonitas eram originários de países de língua alemã, a língua alemã era uma de suas características essenciais e ainda é muito difundida na região de Waterloo-Wellington.(59) A primeira migração para o Canadá trouxe cerca de 2.000 menonitas suíços da Pensilvânia para o Alto Canadá, durante e após a Revolução Americana.(59) Eles adquiriram terras de proprietários privados na Península de Niagara e nos condados de York e Waterloo. A este grupo seguiram-se os menonitas Amish (cujo nome vem do Bispo Jacob Ammon, um líder conservador do final do século XVII)(59). De 1825 a meados da década de 1870, cerca de 750 deles estabeleceram-se em terras públicas no condado de Waterloo e na região circundante, onde continuaram a residir em grandes comunidades(59).

Existem cerca de 175 000 menonitas no Canadá, estimando-se que 59 000 residam no Ontário, de acordo com os dados do SNS de 2011(62). Estas comunidades menonitas encontram-se em todo o Canadá, com mais de metade da população a residir em Kitchener-Waterloo, Vancouver e Winnipeg(62). O Ontário tem talvez a maior diversidade de menonitas do mundo, com cerca de 20 grupos diferentes na província, desde pequenas congregações com menos de 100 membros até conferências organizadas com milhares de membros(62).(62) A população menonita do Ontário está concentrada no sudoeste do Ontário, no município de Leamington e a leste da cidade de Londres; na Península de Niagara; no centro-sul do Ontário, em torno da região de Waterloo, a norte da Península Bruce; e na área da Grande Toronto. As comunidades e congregações menonitas podem também ser encontradas em zonas urbanas como Ottawa e Sudbury, bem como em zonas rurais dispersas no norte e centro do Ontário, perto de Lindsay, Cochrane e Red Lake(62).

Dados do censo de 2001 do Statistics Canada indicam o número total de pessoas (16.660) que se identificaram como menonitas na região de Waterloo-Wellington(63-65). Esta indicação baseia-se na religião na Unidade de Saúde da Região de Waterloo, que inclui Waterloo, Kitchener, Cambridge, Wellesley, Woolwich, North Dumfries e Wilmot.(63-65) A população total registada no censo de 2001 para a Região de Waterloo era de 433 870 pessoas [ver Apêndice C].(63-65) Além disso, 4.615 pessoas declararam a religião menonita na região de Wellington Dufferin Guelph, que inclui Minto, Wellington North, Mapleton, Central Wellington, Guelph/Eramosa, Erin, Guelph, Puslinch, East Luther Grand Valley, East Garafraxa, Amaranth, Mono, Mulmur, Shelburne, Orangeville e Melancthon. A população total registada no censo de 2001 para a Unidade de Saúde de Wellington Dufferin Guelph era de 235 210 pessoas [ver Apêndice C].(63-65) A utilização de dados secundários tem as suas limitações, uma vez que não corresponde perfeitamente às localizações geográficas utilizadas para recrutar participantes para as entrevistas qualitativas neste estudo. Os dados fornecidos pelo Statistics Canada permitem-nos, no entanto, situar a dimensão e a localização da população menonita na área geral de Waterloo-Wellington.

Os menonitas diferem da população em geral nas suas opiniões sobre a inovação na religião e na vida cultural(59). Os menonitas têm uma tradição histórica de resistência à aculturação e ao militarismo. Os Amish e os Menonitas da Antiga Ordem, por vezes designados por Menonitas "de cavalo e charrete", são um termo genérico utilizado para designar os grupos menonitas da Suíça-Pennsilvânia que se vestem de forma conservadora e rejeitam a utilização de tecnologias modernas como a eletricidade e os transportes motorizados, tendo conseguido manter um estilo de agricultura tradicional(61). Os menonitas da velha ordem também rejeitam a utilização de cuidados de saúde ou de educação pagos pelo governo (outros utilizam máquinas e eletrónica modernas e integram-se na vida canadiana)(59). Os menonitas foram identificados como preferindo o isolamento rural, fortes relações de parentesco, um desejo de separação de serviços e instituições não menonitas, e uma preferência por prestadores de cuidados de saúde que partilhem a sua língua, religião e pontos de vista culturais. É de notar, no entanto, que as populações menonitas estão longe de ser homogéneas. Num extremo estão a maioria dos menonitas que se misturam visivelmente na sociedade em que vivem(62); no outro estão grupos como os Old Order Mennonites e os Amish que se distinguem pela sua aparência e estilo de vida. A maior parte das diferenças entre os grupos reside na origem geográfica e nas experiências históricas, bem como na forma como responderam às pressões da mudança cultural(62). Dos cerca de 59.000 menonitas do Ontário, apenas cerca de 20% são membros de grupos conservadores, como os menonitas da velha ordem, os amish da velha ordem ou os menonitas da velha colónia(62). A recolha de informações qualitativas permite aos investigadores explorar aspectos únicos e matizados, como a vacinação, no seio destas diversas populações. Além disso, pouco se sabe sobre a forma como os prestadores de cuidados de saúde interagem com os seus doentes menonitas e lhes comunicam mensagens de saúde (36, 60-62, 66).

Parteiras nas comunidades menonitas

A partir do século XIX, as parteiras que cuidavam das mulheres grávidas e das mulheres em idade fértil nestas comunidades receberam uma formação formal e eram vistas como assistentes das mulheres num papel que lhes era natural(36). Os partos assistidos por parteiras eram, e continuam a ser, mais comuns nas comunidades menonitas do que na população em geral, principalmente devido ao isolamento rural, às relações familiares estreitas e ao desejo de se separarem das instituições não menonitas, o que levou a uma preferência pelo recurso a prestadores de cuidados de saúde que partilhavam pontos de vista culturais semelhantes(36).(36) Isto contribui para a coesão étnica no seio da comunidade religiosa e mantém as fronteiras identitárias entre os menonitas e os forasteiros.(36) Os resultados deste projeto sugerem que as comunidades menonitas estão a afastar-se do recurso a parteiras leigas e a recorrer a prestadores de cuidados de saúde formais e a clínicas em centros urbanos como Cambridge, Kitchener, Waterloo e Guelph.

Lacunas na investigação

Existem alguns estudos sobre a hesitação e a recomendação de vacinas por parte dos prestadores de cuidados de saúde, mas a maioria dos estudos foi realizada com médicos e existem poucos dados sobre os conhecimentos, atitudes, comportamentos e crenças dos prestadores de cuidados obstétricos relativamente à vacinação durante a gravidez(67). Os dados recolhidos na Universidade Laval em 2015, como parte do estudo mais vasto da Rede Canadiana de Investigação sobre Imunização (CIRN), foram os primeiros deste tipo a considerar dados qualitativos de prestadores de cuidados de maternidade em todo o Canadá relativamente à vacinação e às mulheres grávidas. Os pontos de vista de alguns prestadores de cuidados de saúde alternativos não são considerados na literatura, incluindo parteiras certificadas, enfermeiras parteiras certificadas e farmacêuticos(67). A população específica de parteiras foi escolhida para este projeto de investigação porque estão atualmente sub-representadas na literatura sobre saúde.

A investigação sobre as práticas de imunização e o envolvimento das parteiras nas recomendações de imunização em grupos culturais e étnicos minoritários é ainda mais rara no domínio académico. Esta investigação difere de estudos anteriores na medida em que tem em conta o contexto específico e a composição demográfica da região de Waterloo-Wellington e das comunidades menonitas que aí residem. A região de Waterloo-Wellington constitui uma oportunidade para estudar a colaboração entre a medicalização e as práticas médicas tradicionais nos cuidados de maternidade. Esta investigação explorou as percepções e as práticas das parteiras em contextos urbanos e rurais. Esta oportunidade é possível graças à proximidade das comunidades menonitas desta região com os centros urbanos de Waterloo, Kitchener e Guelph [ver Anexo A](60).

Por último, a investigação qualitativa é necessária para determinar os conhecimentos, as atitudes, as crenças e os comportamentos de uma determinada população. Para explorar aspectos como os níveis de conhecimento, as atitudes pessoais, as crenças e os comportamentos sobre um determinado assunto, é necessário adotar uma abordagem qualitativa. Esta investigação é particularmente necessária no âmbito do sistema de saúde do Ontário, uma vez que o contexto social, cultural e histórico influenciou as práticas de recomendação de vacinas entre as parteiras e, consequentemente, a adoção da vacinação pelas mães. Por conseguinte, é essencial que esta investigação seja realizada para fins educativos e de saúde pública, a fim de compreender melhor as barreiras enfrentadas pelas parteiras, tanto a nível pessoal como sistémico, para que possam ser abordadas e melhoradas.

Esta investigação permite compreender como e porquê o âmbito da prática das parteiras e o sistema de saúde fragmentado em que estão empregadas têm impacto na sua capacidade de integrar a discussão da imunização nas suas práticas de rotina e, consequentemente, na adoção de vacinas durante a gravidez (1, 4, 35). Ao longo do projeto de investigação, as parteiras e os profissionais de saúde, incluindo os decisores políticos, reconheceram que se tratava de uma questão crucial de saúde pública e que existia uma lacuna na política, nas orientações e nos regulamentos para as parteiras, criando fragmentação e confusão nos cuidados, o que tem um impacto direto na adoção da vacina contra a gripe durante a gravidez, e que é necessário resolver esta questão.

O objetivo desta investigação é preencher as lacunas da literatura, fornecendo dados no contexto canadiano sobre uma população pouco estudada e uma profissão pouco representada nos cuidados de maternidade. Mais especificamente, os objectivos deste projeto são os seguintes Questão de investigação 1: Quais são os PCCAB das parteiras relativamente às vacinas em geral e à vacinação das mulheres durante a gravidez?

Objetivo 1: explorar os PCBC relativos à vacinação entre as parteiras em geral e em relação à gravidez.

Objetivo 1: Avaliar o BCAB das parteiras relativamente à vacinação em geral e durante a gravidez, através de perguntas de entrevista que visam as percepções das parteiras sobre a vacinação e os seus conhecimentos sobre as práticas de vacinação.

Questão de investigação 2: Que factores influenciam a relutância das parteiras em vacinar e, mais especificamente, em vacinar durante a gravidez?

Objetivo 2: estudar a hesitação vacinal das parteiras em relação à gravidez.

Objetivo 2: Determinar os factores que influenciam as opiniões e práticas das parteiras relativamente a discussões sobre vacinas e recomendações às suas pacientes durante a gravidez, com base em perguntas gerais sobre hesitação em relação às vacinas em entrevistas semi-estruturadas.

Questão de investigação 3: Quais são os obstáculos que as parteiras consideram na recomendação de vacinas a mulheres grávidas?

Objetivo 3: estudar os obstáculos enfrentados pelas parteiras quando aceitam, discutem e recomendam vacinas às suas pacientes grávidas.

Objetivo 3: Identificar as percepções das parteiras sobre os obstáculos à vacinação materna, abordando os seguintes tópicos:

a. Psicossocial: atitudes e percepções das parteiras sobre si próprias e as suas opiniões sobre a aceitabilidade das vacinas pelas e para as suas pacientes grávidas; e

b. Sistémicas/logísticas: conhecimento/sensibilização para as recomendações de vacinação, limites do âmbito de aplicação, possibilidade de integrar o debate sobre as vacinas na sua rotina atual.

Questão de investigação 4: De que forma é que os PCBC das parteiras sobre a vacinação são influenciados pelas experiências e pelo contexto em que exercem a sua atividade e pelos seus clientes?

Objetivo 4: Explorar a influência do contexto demográfico, experiencial e cultural no BKB em relação à vacinação de gestantes.

Objetivo 4: Analisar os níveis de aceitação das práticas de vacinação e de recomendação por parte das parteiras, tendo em conta o contexto cultural e demográfico na análise das entrevistas.

Métodos

Paradigma de investigação

Esta investigação insere-se numa perspetiva ontológica construtivista ou construtivismo social. Os construtivistas acreditam que os indivíduos procuram compreender o mundo em que vivem e trabalham(68). No caso da minha investigação centrada na vacinação e na tomada de decisões em matéria de saúde, "as opiniões sobre o que constitui "saúde" fazem parte de um vasto leque de perspectivas individuais e colectivas e baseiam-se nas diferentes formas como as pessoas criam significado"(69). Os indivíduos desenvolvem significados subjectivos sobre as suas experiências e esses significados podem variar(68).(68) O objetivo da investigação, quando se segue esta perspetiva, é aproveitar tanto quanto possível as opiniões dos participantes sobre a situação em estudo.(68) Para o conseguir, foi adoptada uma abordagem qualitativa para compreender como os indivíduos constroem o seu conhecimento e significado nas suas interacções com os outros, os meios de comunicação social e o mundo social em que vivem.(69) Para tal, foram colocadas questões gerais para que o participante construísse o seu próprio significado da situação e o transmitisse ao investigador.(68, 70) Muitas vezes, estes significados subjectivos são moldados pela interação com os outros e pelas normas históricas e culturais que operam na vida de cada indivíduo.(68) Por isso, é importante centrar-se no contexto em que as pessoas vivem e trabalham para compreender o enquadramento histórico e cultural dos participantes.(68) O objetivo do investigador é dar sentido, ou interpretar, os significados que os outros têm sobre o mundo. Em vez de partirem de uma teoria, os investigadores geram ou desenvolvem indutivamente uma teoria ou um modelo de significado com base nas suas descobertas(68).

Esta abordagem foi tida em conta no desenvolvimento do problema, nas questões de investigação, na análise dos dados e noutros aspectos do processo de conceção. As perguntas da entrevista semi-estruturada foram inspiradas na perspetiva construtivista e utilizadas para compreender melhor as perspectivas e práticas das parteiras em relação à vacinação das mulheres grávidas. O construtivismo permite que os indivíduos expressem o seu ponto de vista pessoal e subjetivo sobre assuntos que lhes interessam. A abordagem da entrevista semi-estruturada foi, portanto, escolhida porque esta perspetiva tem em conta os significados subjectivos e os contextos em que os indivíduos evoluem. Tem igualmente em conta as influências históricas e culturais, bem como as barreiras sistémicas enfrentadas pelas parteiras, e utiliza-as para formular as questões de investigação e o guia de entrevista.

O construtivismo foi utilizado para moldar a análise de dados neste estudo, mas o investigador não abordou os dados com pressupostos teóricos (a priori) que pudessem influenciar a pureza dos temas que se esperava que surgissem(71). Por conseguinte, o investigador encarou os dados com flexibilidade e abertura e envolveu-se numa codificação aberta nas fases iniciais da análise.(71) O conteúdo foi então abordado com os pressupostos teóricos subjacentes e as ideias do Quadro de Domínios Teóricos (QDT) nas fases posteriores da codificação para se concentrar na recolha e análise dos dados.(71) A utilização de uma abordagem indutiva e dedutiva à análise permitiu que os dados representassem com exatidão os significados subjectivos e o conteúdo partilhado pelos participantes sem serem ofuscados pela interpretação teórica por parte do investigador.

O investigador procedeu igualmente a uma amostragem teórica. Para além disso, o número de pessoas entrevistadas e a forma como foram escolhidas foi contínua e flexível ao longo do processo de investigação e de acordo com a própria investigação(71). Segundo Glaser e Strauss (1976), a amostragem teórica é mais frequentemente utilizada no desenvolvimento de dados e teorias qualitativas, razão pela qual o investigador não deve pré-determinar a amostra antes da investigação(71). Por outras palavras, o investigador deixa que os participantes e o conteúdo da investigação orientem o processo e não o contrário. Uma vez que o desenvolvimento de uma teoria não era o objetivo deste projeto de investigação, a amostra selecionada para a recolha de dados não deveria ter qualquer impacto nos resultados finais ou nas conclusões deste projeto. Além disso, a abordagem teórica da amostra influenciou onde e como o recrutamento foi efectuado, mas não teve qualquer impacto nos participantes finais aceites para o estudo devido aos critérios mínimos de participação.

Visão geral da conceção do estudo

Este inquérito exploratório sobre os conhecimentos das parteiras relativamente à vacinação durante a gravidez foi realizado utilizando uma abordagem construtivista e entrevistas semi-estruturadas. Os dados recolhidos durante as entrevistas semi-estruturadas foram analisados utilizando codificação aberta seguida de análise temática.(68, 72) Após a recolha de dados, foram desenvolvidos temas a partir do conteúdo das entrevistas numa base indutiva e dedutiva.(68, 72) Foram utilizadas tácticas de conceção emergente porque o plano de investigação inicial não estava rigorosamente prescrito e algumas ou todas as fases do projeto eram susceptíveis de ser modificadas ao longo ou após o processo de recolha de dados, com base nas conclusões que surgiram.(68, 70)

Foi escolhida uma técnica de entrevista semi-estruturada como método de recolha de dados para obter os pontos de vista e opiniões dos participantes(68). Esta foi uma alternativa útil à observação direta das parteiras em exercício, uma vez que a interação entre as parteiras e os seus pacientes não era o objetivo da conceção da investigação.

Também permitiu ao investigador controlar a linha de questionamento e obter diretamente informações relevantes para a investigação de forma mais eficaz.(68) As desvantagens/limitações desta abordagem à recolha de dados incluem o risco de os dados poderem ser mal interpretados pelo investigador e estarem sujeitos a enviesamento.(74) As entrevistas também não são representativas de um ambiente de campo natural e, por conseguinte, é possível que a interação não seja considerada autêntica.(68) O investigador tentou tornar a interação tão natural quanto possível, mantendo um fluxo natural na conversa, sendo acessível (utilizando a linguagem facial e corporal quando em pessoa), amigável e de fácil relacionamento, tanto em pessoa, como ao telefone e nas trocas de correio eletrónico.

Amostragem e recrutamento

Amostragem e critérios de inclusão

A amostragem intencional é frequentemente utilizada em estudos qualitativos para selecionar participantes com características específicas que são importantes para atingir os objectivos do estudo(72). Os participantes neste estudo foram seleccionados propositadamente para satisfazerem os critérios de elegibilidade.

As participantes elegíveis eram parteiras registadas na área de Waterloo-Wellington que se ofereceram para participar numa entrevista semi-estruturada com uma duração entre 45 minutos e uma hora. Não havia restrições quanto ao facto de as parteiras trabalharem a tempo parcial ou a tempo inteiro. Também não havia restrições quanto ao local de formação ou ao tempo de prática. As participantes provinham de uma variedade de clínicas da zona de Waterloo-Wellington, cinco das quais serviam uma clientela mais rural e duas exerciam a sua atividade em clínicas situadas em centros urbanos como Kitchener ou Cambridge. O último participante já não exerce a profissão, mas trabalha como parteira num centro urbano. É de notar que a pequena dimensão da amostra deste estudo não é surpreendente e é representativa do número relativamente pequeno de parteiras em Ontário (711 em 2016) e ainda menos na região de Waterloo-Wellington que prestam serviços a clientes rurais e menonitas(37).

Participaram nas entrevistas um total de oito parteiras, incluindo um membro do Colégio de Parteiras que concordou em fazer uma entrevista informal e não respondeu às perguntas da entrevista, mas concordou em falar sobre informações relacionadas com o Colégio e com as directrizes e regulamentos. A transcrição, a codificação e a análise dos dados decorreram continuamente ao longo do processo de recrutamento e entrevista, para garantir que o guião da entrevista se mantivesse relevante e atualizado. O investigador teve dificuldade em recrutar devido à pequena população do estudo (parteiras na área de Waterloo-Wellington) e às exigências impostas aos participantes (entrevista de 45 minutos a uma hora). Embora a proposta original declarasse que o objetivo do estudo era atingir a saturação teórica, tornou-se evidente durante o processo de entrevista que o recrutamento seria mais difícil do que o previsto devido à pequena dimensão da amostra. As expectativas e os objectivos foram ajustados em conformidade e o objetivo do estudo foi alterado para se tornar um estudo exploratório e não para atingir a saturação teórica. Com uma população maior, a saturação poderia ser alcançada, mas esta não era uma expetativa razoável dada a população do estudo (área de Waterloo-Wellington) e os recursos limitados. O recrutamento foi interrompido após a sétima entrevista por um período de seis meses e reiniciado em janeiro de 2018, na esperança de recrutar participantes adicionais. O ciclo de recrutamento adicional também não conseguiu aumentar significativamente o número de entrevistas e assegurou um participante adicional. Samantha Meyer e Michelle Simeoni consideraram que tinham esgotado todas as opções de recrutamento possíveis para este projeto e concluíram os esforços de recrutamento em abril de 2018 com oito entrevistas. O estudo produziu resultados significativos, relevantes e convincentes que serão apresentados na secção de análise do presente documento.

Processo de recrutamento

Os potenciais participantes foram recrutados através de duas técnicas: recrutamento ativo, contactando clínicas de obstetrícia na zona de Waterloo-Wellington, e recrutamento passivo, utilizando cartazes e folhetos [distribuídos e expostos nessas clínicas]. A utilização de uma combinação de técnicas activas e passivas melhorou o recrutamento de participantes na investigação qualitativa em estudos anteriores(73). O investigador falou com o pessoal da clínica com o objetivo de aumentar as possibilidades de melhorar o recrutamento para o estudo. Os folhetos foram utilizados para lembrar às pessoas interessadas que deviam contactar o investigador para obterem mais informações sobre o estudo. As chamadas telefónicas de acompanhamento para as clínicas permitiram ao investigador assegurar que o estudo fosse discutido nas reuniões semanais de parteiras realizadas em cada clínica e que os potenciais participantes tivessem conhecimento do estudo através do seu local de trabalho.

O objetivo geral do estudo foi comunicado numa breve carta de informação enviada por correio eletrónico às clínicas [ver Apêndice H], acompanhada de um folheto de recrutamento [ver Apêndice H]. Se os participantes enviassem um e-mail ou telefonassem ao investigador para manifestar o seu interesse no projeto, o investigador enviava-lhes então uma carta de informação mais longa [ver Apêndice H], que descrevia o estudo com mais pormenor. Se o participante continuasse interessado, era marcada uma data e uma hora para uma entrevista. O investigador enviou ao participante uma cópia do formulário de consentimento, do questionário demográfico, do formulário de autorização para voltar a contactar e uma cópia do guia de entrevista antes da entrevista marcada [ver Apêndice H]. Os participantes tinham a opção de assinar os formulários e de os devolver por correio eletrónico, de os trazer pessoalmente à entrevista ou de dar o seu consentimento verbal por telefone, depois de terem analisado os documentos com o entrevistador.

Os folhetos são uma ferramenta comummente utilizada para recrutar participantes em estudos qualitativos e são frequentemente utilizados na investigação qualitativa em saúde pública.(73, 74) Os folhetos com uma descrição do estudo foram enviados para as clínicas com um pedido para que fossem expostos numa localização central na clínica para facilitar o processo de recrutamento. O recrutamento de participantes começou após a aprovação de um gabinete de ética em investigação na primavera de 2017 e continuou até à primavera de 2018.

Recolha de dados
Procedimentos de recolha de dados

No dia e hora acordados, o investigador e o participante encontraram-se por telefone ou pessoalmente. O entrevistador cumprimentou o participante e apresentou-lhe o formulário de consentimento e o questionário demográfico, que lhe tinham sido previamente enviados por correio eletrónico [ver Apêndice H]. Depois de o participante ter assinado o formulário ou dado o seu consentimento verbal, a entrevistadora indicou claramente que ia passar ao guião da entrevista e que esta iria começar. O guião da entrevista também foi entregue aos participantes antes da entrevista marcada, para que pudessem rever as perguntas e refletir sobre as suas respostas. O investigador seguiu o guião da entrevista semi-estruturada, esteve atento às respostas de cada participante e adaptou as perguntas de seguimento e de sondagem em conformidade. A entrevista foi gravada utilizando um aparelho de gravação portátil e um aparelho de reserva em caso de falha tecnológica. As gravações foram imediatamente descarregadas para o computador portátil seguro do investigador. Uma vez terminadas as perguntas, o entrevistador perguntou a todos os participantes se gostariam de acrescentar alguma coisa, agradeceu ao participante pelo seu tempo e concluiu a entrevista. Alguns participantes pediram para receber uma cópia da tese final no fim da investigação. O investigador tomou nota deste pedido e verificou que poderiam receber uma cópia final da investigação após a defesa prevista para abril de 2018.

Instrumentos e métodos de recolha de dados
Entrevista semi-estruturada

O único método de recolha de dados utilizado neste estudo foram entrevistas semi-estruturadas e reactivas. As entrevistas semi-estruturadas são utilizadas na investigação qualitativa para compreender melhor as experiências dos participantes e são concebidas para serem flexíveis, de modo a permitir que os participantes desenvolvam as suas experiências através de uma série de perguntas informais.(72, 73) As perguntas do guião de entrevista semi-estruturada concebido para este estudo específico centraram-se nos principais objectivos da investigação, mas foram concebidas para libertar o fluxo de informações fornecidas pelos participantes.(74) O próprio guião de entrevista baseou-se no quadro de áreas teóricas e na investigação relacionada realizada pelo grupo CIRN. O guião da entrevista foi concebido para obter informações ricas dos participantes e para responder adequadamente aos objectivos da investigação.

A entrevista semi-estruturada começou com uma breve conversa e algumas perguntas para quebrar o gelo, seguidas do questionário demográfico (se ainda não tivesse sido preenchido à mão)(75). O resto da entrevista consistiu em perguntas principais e perguntas de seguimento relacionadas com cada um dos objectivos. O guião da entrevista também continha perguntas de sondagem, utilizadas para recolher pormenores adicionais e manter os participantes no caminho certo com as suas respostas(75).

Antes da recolha de dados, a entrevista foi testada com um colega da Universidade de Waterloo com pouco ou nenhum conhecimento prévio de investigação ou de obstetrícia. O guião da entrevista foi depois testado novamente com uma parteira praticante com quem o investigador tinha sido posto em contacto através de um membro do comité, a Dra. Elena Neiterman. A participante piloto fez algumas recomendações de revisão, que foram efectuadas antes do início do recrutamento e das entrevistas. As recomendações de revisão incluíam a remoção da palavra "hesitação" do título do estudo, devido à falta de compreensão da palavra e à conotação negativa que lhe está associada na comunidade de parteiras, o que poderia dissuadir os participantes e dificultar o recrutamento. O participante piloto também questionou a utilização de informações demográficas identificáveis. Para resolver este problema em futuras entrevistas, o investigador esclareceu os participantes, antes de lhes pedir informações demográficas, que esta parte dos dados não seria incluída nas informações publicadas e seria utilizada apenas para explorar os intervalos e as tendências dos participantes. Todas as recomendações do processo-piloto foram utilizadas para rever o guião final da entrevista.

Entrevistas adaptadas

O investigador conduziu as entrevistas semi-estruturadas utilizando uma técnica de entrevista reactiva. As entrevistas são utilizadas na investigação qualitativa para obter uma melhor compreensão das experiências dos participantes(73, 76). O objetivo da investigação qualitativa é "ver através dos olhos dos outros, fazer emergir o significado do processo e ter um método de investigação flexível e não estruturado"(73). Esta técnica enquadra-se bem na abordagem ontológica construtivista escolhida pelo investigador, porque coloca a tónica na relação entre o investigador e o participante. O objetivo desta relação é aprofundar a compreensão e tornar mais flexível a conceção da entrevista. Para atingir este objetivo, o investigador deve adotar a *abordagem da entrevista reactiva*, que consiste em responder e depois fazer mais perguntas com base nas respostas do participante, em vez de se basear num conjunto fixo e imutável de perguntas(75). A entrevista reactiva dá ênfase à colaboração com os participantes, em vez de os tratar como meros objectos de investigação(75). Para realizar a entrevista reactiva, o investigador seguiu a seguinte fórmula: perguntas principais, perguntas de sondagem e perguntas de seguimento. As perguntas principais abordam a questão principal e mantêm a estrutura da entrevista.(75) As perguntas de sondagem ajudam a gerir a conversa e a obter pormenores dos participantes.(75) As perguntas de seguimento exploram ideias que surgem durante a entrevista e são uma resposta direta ao que o participante disse.(75) O objetivo da utilização da entrevista reactiva é aumentar a riqueza dos dados recolhidos e apresentar um relato das experiências das parteiras na área de Waterloo-Wellington.(75)

Embora a investigadora não fosse um sujeito neutro no intercâmbio, fez todos os esforços para estar consciente das suas próprias crenças, reacções e preconceitos durante a entrevista(75). A investigadora formulou as perguntas de forma aberta, a fim de aprofundar as entrevistas e dar ao participante a liberdade de responder abertamente com as suas próprias crenças, percepções e experiências pessoais.(75) As respostas do participante orientaram as perguntas subsequentes ao longo da entrevista, tornando cada entrevista única e adaptada ao participante.(75) As perguntas foram acrescentadas ou retiradas com base nas respostas ao longo da entrevista, o que foi determinado pelo julgamento imparcial e informado do entrevistador.(75)

A investigadora partilhou várias transcrições preliminares de entrevistas com a investigadora qualitativa e supervisora Dra. Samantha Meyer durante o processo de recolha de dados. Samantha Meyer deu feedback sobre o estilo da entrevista e as perguntas de sondagem, e a investigadora ajustou a sua técnica de entrevista em conformidade. Por exemplo, foi-lhe sugerido que fizesse perguntas de seguimento a algumas das perguntas do guia de entrevista com base nas respostas, o que a investigadora aceitou. Estes ajustamentos foram efectuados.

Breve questionário demográfico

Foi pedido a cada participante que preenchesse um breve questionário demográfico antes da entrevista agendada (ver Apêndice K). O questionário demográfico foi enviado aos participantes antes da entrevista, juntamente com o formulário de consentimento e o guião da entrevista (ver Apêndices H e L, respetivamente). Os participantes tinham a opção de preencher o formulário antes da entrevista e enviá-lo por correio eletrónico para o investigador ou responder às perguntas durante a entrevista agendada. Os dados recolhidos incluíam informações básicas como o local e os anos de formação, as habilitações literárias, a idade, o emprego atual e o emprego anterior. As respostas dos participantes foram utilizadas para fazer perguntas de sondagem durante a entrevista e para determinar se era possível estabelecer quaisquer tendências.

Durante a entrevista-piloto (Entrevista ID_001, Emily), foi salientado que estas questões demográficas eram identificáveis e que a entrevistada não se sentia à vontade para as responder devido à pequena comunidade de parteiras da zona. O investigador informou a participante de que as respostas não seriam incluídas na investigação publicada e que se destinavam apenas a registos e análises pessoais. A participante concordou e prosseguiu com a entrevista. Para evitar que isto se torne um problema em futuras entrevistas, o investigador incluiu uma declaração de divulgação em correspondência futura que assegurava aos participantes que a informação demográfica não seria publicada e que toda a informação incluída seria desidentificada.

Análise de dados

As entrevistas, a transcrição e a codificação foram efectuadas em simultâneo. As entrevistas semi-estruturadas foram gravadas, transcritas e importadas para o NVivo para análise qualitativa e codificação aberta. Os dados das entrevistas foram analisados utilizando técnicas de análise temática e o Quadro de Domínios Teóricos (QDT)(68, 77-80). Os principais temas e categorias foram identificados através de uma combinação de análise dedutiva e indutiva, utilizando codificação provisória e satélite e um processo comparativo constante(68). Todas as gravações das entrevistas foram transferidas para um computador protegido por palavra-passe, guardadas numa pasta designada protegida por palavra-passe numa pen USB encriptada e transcritas para um documento do Microsoft Word. As transcrições das entrevistas foram analisadas utilizando o software de análise de dados qualitativos NVivo.

Gravações áudio e transcrição

Todas as entrevistas foram gravadas num dispositivo portátil. Este dispositivo foi depois utilizado para reproduzir e transcrever as entrevistas na íntegra para análise posterior. As gravações áudio originais foram guardadas num ficheiro no computador do investigador e etiquetadas com um título identificável (por exemplo, gravação_001, gravação_002). Outro ficheiro continha as entrevistas transcritas como documentos do Microsoft Word com etiquetas correspondentes (por exemplo, transcript_001, transcript_002). Estes ficheiros foram carregados no NVivo para posterior análise.

NVivo

Este estudo utilizou o software de análise qualitativa NVivo para facilitar a extração, o armazenamento e a codificação dos dados(73). Foram também utilizados elementos do NVivo, tais como mapas mentais e fluxogramas, para classificar e organizar os códigos.

Processo de codificação
Primeira leitura da transcrição e codificação provisória

Durante a primeira leitura de cada transcrição de entrevista, o investigador utilizou a codificação aberta, bem como a técnica de codificação provisória de Layder (1998).(71) A primeira série de dados codificados baseia-se na codificação aberta seguida da codificação provisória. A codificação aberta é frequentemente utilizada na teoria fundamentada como um meio preliminar de análise de dados. Foi escolhida como primeira abordagem para permitir ao investigador avaliar os dados sem preconceitos ou preconceitos sobre os dados ou potenciais resultados, e para ajudar a determinar a descoberta de novos códigos ou temas que poderiam potencialmente estar fora do quadro após uma análise mais aprofundada e uma seleção temática(71).

A codificação provisória é utilizada para rotular segmentos de texto que o investigador considerou particularmente interessantes ou que desencadearam uma associação com determinados conceitos, categorias ou ideias, neste caso em relação ao TDF.(71) Enquanto a codificação aberta tradicional se caracteriza pela codificação dos dados sem orientação para conceitos teóricos, a codificação provisória distingue-se pelo reconhecimento da teoria e dos conceitos existentes, ao mesmo tempo que rotula secções de texto.(71) A codificação provisória difere das abordagens da teoria fundamentada na medida em que é menos restritiva do que outros métodos de codificação (por exemplo, a codificação axial) à medida que a análise dos dados avança.(71) Layder (1998) sugere que cada transcrição seja codificada provisoriamente, mantendo-se completamente aberta a novos conceitos, mesmo quando as categorias existentes são confirmadas por novos dados.(71) Este método foi utilizado como um lembrete preliminar para classificar os dados de uma determinada forma, de modo a poder ser revisto ou confirmado mais tarde durante uma codificação mais pormenorizada.(71) O investigador referiu-se ao TDF durante a codificação provisória, mantendo-se aberto a novas ideias ou conceitos fora deste quadro e codificando segmentos inteiros de dados (conversas alternadas ou parágrafos inteiros) para se manter fiel ao significado das palavras dos participantes e para garantir que as palavras não eram retiradas do contexto. Esta etapa assegurou que os temas emergentes representavam com precisão os participantes e a literatura atual no domínio(71).

Processo de codificação e comparação de satélites

A codificação satélite teve lugar durante todo o processo de recolha e análise de dados. O investigador utilizou este processo para "indicar significados nos dados através da aplicação de rótulos e nomes específicos para classificar secções de texto"(71), porque o processo de codificação satélite permitiu ao investigador identificar temas comuns ou principais que exigiam um maior desenvolvimento ou exploração durante o processo de entrevista(71). medida que os códigos se acumulavam durante o processo de análise, eram categorizados em temas principais, tal como indicado pelo TDF. O investigador reviu cada transcrição e reexaminou os códigos iniciais, agrupou os códigos provisórios em categorias analíticas mais amplas e começou a estabelecer relações entre estas categorias e a criar hierarquias de codificação(71). O investigador reviu e examinou regularmente os dados em bruto, os códigos provisórios, as categorias de códigos e os temas mais amplos.

O processo de comparação constante e a utilização de mapas mentais e fluxogramas no NVivo permitiram a comparação de KABBs entre parteiras e a comparação de experiências relativas a discussões sobre vacinas, recomendações, práticas e hesitações no âmbito da obstetrícia na área de Waterloo-Wellington. Foi criado um mapa mental com as 14 categorias do TDF (conhecimentos, competências, papel social/profissional e identificação, crenças sobre capacidades, otimismo, crenças sobre consequências, reforço, intenções, objectivos, memória, atenção e tomada de decisões, contexto e recursos ambientais, influências sociais, emoção, regulação comportamental)(77, 79, 80). Os códigos foram ordenados de acordo com as categorias pertinentes e podiam ser colocados em várias ou em nenhuma das categorias definidas pelo TDF. Se os códigos não se enquadrassem nessas categorias, eram postos de lado para identificar lacunas na aplicação da teoria ao objeto de investigação. O processo de agrupamento de categorias para observar temas mais amplos só teve lugar depois de terminada a maioria das entrevistas (após a entrevista 7), a fim de garantir que o investigador tinha uma boa compreensão do conteúdo da entrevista antes de proceder à codificação satélite.

Os códigos criados durante a fase de pré-codificação e de codificação provisória foram ordenados utilizando um mapa mental no NVivo nas categorias definidas a partir do quadro dos domínios teóricos (15, 77, 79, 80). Os códigos foram organizados nas categorias relevantes determinadas pelo investigador principal, ou deixados por codificar se não correspondessem a uma categoria pré-determinada do quadro dos domínios teóricos. Depois de a codificação satélite ter sido concluída pelo investigador, foram enviadas duas transcrições para *Eric Filice,* um aluno de mestrado da Dra. Samantha Meyer, que actuou como segundo codificador. Eric Filice foi abordado pela sua orientadora, a Dra. Samantha Meyer, que lhe pediu para atuar como segundo codificador devido ao seu interesse pela investigação qualitativa. Depois de concordar em participar no projeto, Eric foi posto em contacto com o investigador principal por correio eletrónico (já se conheciam por terem trabalhado juntos na Universidade de Waterloo). Eric foi informado sobre o projeto como um todo e sobre a abordagem específica utilizada para a codificação. O investigador enviou a Eric todos os documentos de referência relevantes, incluindo os recursos do TDF. Depois de rever a documentação, Eric indicou que estava pronto para prosseguir com a codificação dos dados e o investigador enviou duas transcrições não identificadas para codificação. Os dados codificados foram devolvidos ao investigador no prazo de uma semana. Os códigos foram revistos pelo investigador e pela sua supervisora, a Dra. Samantha Meyer, para detetar inconsistências. Todas as questões foram discutidas até que todas as partes chegassem a um acordo mútuo.

Temas familiares e novos

Todos os temas foram classificados em temas "conhecidos" e "novos". Estes temas foram organizados após a recolha de dados e uma análise aprofundada da literatura. Baseiam-se no conhecimento do investigador sobre temas conhecidos no domínio, tal como se encontram na literatura. Os códigos foram ordenados de acordo com a sua singularidade ou com o aspeto do código aplicado de uma forma única para preencher uma lacuna na literatura ou no conhecimento atual. Os novos temas que surgiram foram explorados em maior profundidade e tornaram-se o foco dos resultados da investigação, enquanto os temas conhecidos foram utilizados para construir conhecimento na área de investigação e validar os resultados do estudo.

Todos os dados cujo significado não era claro ou era considerado irrelevante durante o processo de triagem ou de codificação satélite foram marcados e reexaminados no final do processo de análise. Começando com a codificação aberta ou provisória, muitos códigos acabaram por deixar de ser relevantes para responder às questões ou objectivos da investigação. Estes códigos foram colocados numa categoria separada e revistos para garantir que não era possível retirar qualquer significado deles. *Modificação do guião de entrevista e do processo de entrevista*

O guião da entrevista foi discutido em profundidade com os membros do comité de tese (Elena Neiterman, Heather MacDougall e Samantha Meyer), um segundo codificador (Eric Filice) e o projeto foi pilotado por uma pessoa externa objetiva. No entanto, o processo de entrevista foi um processo de aprendizagem ativa. O investigador agendou relatórios semanais formais com a sua supervisora, a Dra. Samantha Meyer, após a entrevista-piloto, a entrevista 3 e a entrevista 6.

Samantha Meyer discutiu as sugestões feitas pelo entrevistado relativamente ao título do projeto e a algumas das perguntas feitas. Depois de analisarem as transcrições em conjunto, concordaram que a primeira entrevista tinha corrido bem, mas que poderia ser melhorada no futuro. A supervisora, Dra. Samantha Meyer, fez sugestões, que o investigador registou e incorporou nas entrevistas seguintes (ver notas da entrevista na pista de auditoria, Anexo G). O investigador também tomou medidas para responder às preocupações do participante-piloto, apresentando um pedido de ética para alterar o título do projeto, bem como acrescentando uma informação aos participantes sobre a utilização do questionário demográfico. Com a aprovação do supervisor, começaram as entrevistas.

Após a entrevista 3, a supervisora, Dra. Samantha Meyer, pediu que fosse preparada uma apresentação informal em PowerPoint para a próxima visita agendada. Esta apresentação incluía a transcrição, a codificação, a triagem inicial e a análise de código das entrevistas 001, 002 e 003. Após a apresentação dos resultados preliminares, a supervisora, Dra. Samantha Meyer, e o investigador discutiram as suas ideias, preocupações e próximos passos relativamente ao recrutamento, entrevistas e análise. Samantha Meyer fez algumas sugestões para ajustar o guião da entrevista para futuras entrevistas e para melhorar a sondagem e o acompanhamento, mas, de um modo geral, ficou satisfeita com a qualidade das entrevistas realizadas pelos investigadores. Samantha Meyer também partilhou as suas ideias sobre alguns dos resultados não publicados e secções de texto interessantes nos dados. Ambas as partes concordaram com áreas da literatura que deveriam ser mais exploradas com base nestes resultados, tais como a vigilância durante a gravidez, a ética na investigação sobre vacinação para mulheres grávidas, narrativas e histórias pessoais (provas anedóticas). Estas sugestões foram incorporadas em futuras entrevistas. Após a reunião, o investigador informou o comité, por correio eletrónico, sobre a evolução do projeto e o calendário para a sua conclusão.

Após a entrevista 6, a investigadora e a sua supervisora, a Dra. Samantha Meyer, discutiram novamente o progresso da investigação. Nesta altura, a investigadora tinha concluído as entrevistas, a transcrição, a codificação provisória e a codificação satélite das seis entrevistas, e a entrevista 7 estava marcada para a semana seguinte. A investigadora mostrou-se preocupada com o recrutamento, uma vez que não estava a receber quaisquer pedidos de informação e não tinha participantes agendados para as entrevistas. A sua supervisora, a Dr.ª Samantha Meyer, deu-lhe algumas sugestões para o recrutamento, incluindo o envio de mensagens de correio eletrónico para clínicas em zonas urbanas, o envio de mensagens de correio eletrónico a participantes anteriores para obter referências e falar novamente com os responsáveis pelo recrutamento, a Dr.ª Elena Neiterman e o Dr. Phil Deacon.

[th]A investigadora Michelle Simeoni tomou as medidas sugeridas pela Supervisora Dra. Samantha Meyer para facilitar o recrutamento, incluindo informar o seu comité (Elena Neiterman e Heather MacDougall) das suas dificuldades de recrutamento, enviar uma mensagem de correio eletrónico a todas as clínicas localizadas na área de Waterloo-Wellington, não se limitando às áreas urbanas, enviar uma segunda mensagem de correio eletrónico de recrutamento às clínicas que já tinham participado anteriormente e pedir à Supervisora Dra. Samantha Meyer autorização para recrutar. A 7 de junho de 2017, a investigadora realizou uma entrevista presencial com o participante n.º 7. Após várias semanas sem qualquer interesse no estudo por parte de potenciais participantes, e à medida que o prazo se aproximava, a Supervisora Dra. Samantha Meyer concedeu à investigadora autorização para alargar o estudo a todo o Ontário, apesar da falta de documentação de base e de uma ligeira mudança no foco da investigação. A investigadora, Michelle, estava preocupada com a mudança drástica no foco do estudo tão perto da data de defesa planeada. Samantha Meyer e a investigadora discutiram opções sobre a relevância e a fundamentação da expansão do estudo e concordaram que a melhor opção para cumprir o prazo com dados suficientes recolhidos era expandir o estudo. [th]No

dia 7 de julho, depois de não ter recebido quaisquer pedidos ou oportunidades de entrevista, a investigadora recebeu autorização do Gabinete de Ética em Investigação da Universidade de Waterloo para alterar o estudo de modo a alargar o recrutamento a todas as parteiras que exercem a sua atividade no Ontário, onde existe uma população menonita. O Dr. Meyer delineou uma estratégia de recrutamento e sugeriu que se contactassem clínicas localizadas em ou perto de populações menonitas semelhantes às de Waterloo-Wellington. Esta estratégia não resultou em mais participantes, pelo que o recrutamento foi alargado a todo o sudoeste do Ontário. [nd]A partir de 22 de julho de 2017, não foram efectuados mais inquéritos e não foram marcadas nem realizadas entrevistas. O investigador concluiu um projeto de documento de tese com base nos dados recolhidos até à data e enviou-o à supervisora Dra. Samantha Meyer para revisão (Parte 1 enviada a 26 de junho de 2017; Parte 2 enviada a 13 de julho de 2017). Samantha Meyer e o investigador discutiram os próximos passos com base na situação atual e a Dra. Meyer determinou que deveria avaliar os próximos passos com base na Parte 2 da tese. [rd]Entretanto, a investigadora concentrou-se no recrutamento de participantes adicionais para acrescentar ao estudo antes da apresentação final prevista para 3 de agosto de 2017.

[rd]Em 3 de março de 2017, foi decidido que o projeto deveria ser terminado durante o período de outono devido a circunstâncias atenuantes por parte do supervisor e do investigador. Os membros do comité foram informados e concordaram com o pedido do investigador de adiar a defesa do projeto para o início de 2018. Após nova revisão, a tese final foi concluída e apresentada para defesa agendada para 23 de abril de 2018, sem participantes adicionais.

Os dados do questionário demográfico elaborado pelo investigador foram compilados numa folha de cálculo Excel (ver Anexo I). O questionário solicitava informações como a idade, a formação, as habilitações literárias e o local de trabalho (atual e anterior). Devido à pequena comunidade de parteiras na área de Waterloo-Wellington e às turmas reduzidas para a formação de credenciais de parteira, as informações recolhidas devem permanecer confidenciais e não identificáveis. Os resultados deste questionário não se destinam a ser generalizados, mas a fornecer contexto e informações gerais sobre os participantes que podem ajudar a identificar tendências e padrões no processo de análise.

Ter em conta a teoria

O estabelecimento de ligações entre a observação e a teoria aumenta as possibilidades de atingir os objectivos da investigação sociológica(81). Esta investigação adopta uma abordagem orientada para a teoria, em oposição a uma abordagem baseada na teoria, o que significa que a teoria é utilizada como um a priori. Isto significa que as respostas e as experiências dos participantes são filtradas através de uma lente teórica.(77) O objetivo desta investigação era explorar o problema social das baixas taxas de vacinação entre as mulheres grávidas, examinando as práticas de encaminhamento e discussão entre as parteiras numa determinada região e centrando-se menos no desenvolvimento da teoria. A integração da teoria foi conseguida através do desenvolvimento de questões de investigação que enfatizavam uma influência teórica no processo de investigação. No entanto, a limitação da investigação orientada pela teoria é o constrangimento que impõe ao processo de recolha e análise de dados em termos dos resultados que podem ser observados.(81) O que se quer dizer com isto é que, muitas vezes, numa abordagem orientada pela teoria, os dados são feitos para se adaptarem à teoria. Para remediar esta situação, o meu estudo adoptou uma abordagem que é simultaneamente estruturada e enquadrada pela teoria, mas também aberta a novos conceitos, temas e ideias, para que os resultados não sejam limitados. Esta forma de codificação permite que os dados surjam tanto dentro como fora do quadro teórico(81). Dado que o objetivo do presente documento, tal como o da maioria das outras investigações no domínio da saúde, não é apenas alargar a teoria, mas também desenvolver os conhecimentos existentes no terreno e influenciar a política e a prática no mundo real, considera-se que esta combinação de uma abordagem dedutiva e indutiva é a mais adequada. *Quadro do Domínio Teórico (QDT)*

O Quadro de Domínios Teóricos (QDT) foi consultado neste projeto de investigação durante a criação do guia de entrevista e a análise dos dados. O TDF é um quadro integrativo que resume os conceitos dominantes das teorias predominantes destinadas a explicar a mudança comportamental entre os profissionais de saúde(77, 79, 80). O TDF aborda de forma abrangente uma vasta gama de temas e tópicos, permitindo ao investigador identificar possíveis explicações para a abordagem do método KABB das parteiras em relação às vacinas durante a gravidez, ao mesmo tempo que fornece uma justificação teórica para essas explicações [ver Apêndice E]. Estes temas e tópicos estão agrupados em 14 categorias para as quais os dados podem ser ordenados em conformidade: conhecimentos, competências, papel social/profissional e identificação, crenças sobre capacidades, otimismo, crenças sobre consequências, reforço, intenções, objectivos, memória, atenção e tomada de decisões, contexto e recursos ambientais, influências sociais, emoções, regulação comportamental.(77, 79, 80) As perguntas e os itens da entrevista foram concebidos para explorar o conteúdo específico dos domínios em relação às questões de implementação(77). Por exemplo, algumas perguntas foram especificamente concebidas para obter respostas que correspondessem a uma ou mais das categorias designadas pelo TDF específicas do conteúdo que estava a ser explorado [ver Apêndices E, F e G].

O quadro TDF foi também utilizado como quadro de codificação para a análise(77). Após a codificação aberta e a codificação reactiva, que permitiram ao investigador criar 128 códigos de base, os códigos foram ordenados em categorias com base no quadro TDF. Os códigos podiam enquadrar-se numa ou mais das categorias definidas pelo quadro. Os códigos que foram deixados de fora ou que não pareciam enquadrar-se no quadro revelaram uma possível anomalia, novas descobertas ou uma lacuna no quadro e foram examinados mais atentamente.

As ciências sociais e as considerações qualitativas são essenciais para compreender as decisões de saúde tomadas pelos consumidores e pelos prestadores de cuidados de saúde. Os estudos demonstraram que as questões do risco e da confiança não são apenas relevantes para examinar a tomada de decisões dos leigos sobre as vacinas, mas também se aplicam aos prestadores de cuidados de saúde na decisão de recomendar ou administrar vacinas. A nossa sociedade passou por uma mudança no sentido de uma tomada de decisão partilhada entre o prestador de cuidados de saúde e o consumidor, o que alterou a interação e a abordagem necessárias nas práticas de educação e recomendação de vacinas. Mais importante ainda, a mudança de comportamento é essencial para aumentar a utilização de vacinas nas práticas de cuidados de saúde.(77, 80) Uma abordagem qualitativa permite ao investigador captar esta interação entre a forma como os conhecimentos, as atitudes e as percepções influenciam o comportamento e a prática no contexto clínico.(79) *Limitações da utilização do TDF*

Uma das limitações da abordagem TDF é o facto de ser demasiado focalizada e poder limitar as respostas e/ou a análise dos dados. O investigador tomou medidas para eliminar este preconceito ao elaborar o guião da entrevista e ao analisar os dados. Ao elaborar o guião da entrevista, embora o quadro tenha sido consultado e tido em conta, não foi a única fonte de informação da literatura e nem todas as perguntas da entrevista tinham um objetivo relacionado com o quadro do TDF. Por outras palavras, nem todas as perguntas da entrevista se destinavam a enquadrar-se ou a abordar um elemento do quadro do TDF. Do mesmo modo, nem todos os códigos utilizados durante a fase de análise se destinavam a corresponder aos 14 domínios e só depois da codificação aberta é que os códigos foram examinados para determinar a sua relevância para o quadro do TDF. Os códigos que não se enquadravam no quadro do TDF foram examinados separadamente. Outra limitação do quadro do TDF é a sua dependência da interpretação subjectiva e da categorização do conteúdo dentro dos domínios do TDF. A classificação baseou-se nas definições fornecidas pelo quadro do TDF, mas o conteúdo continua a basear-se na interpretação subjectiva das respostas às entrevistas. O investigador esforçou-se por se concentrar em palavras e frases-chave para determinar a classificação e a utilização de um segundo codificador para eliminar preconceitos nesta fase da análise. Estas abordagens teóricas e temas dominantes contribuíram para a codificação dos dados durante a fase de análise [ver Apêndices E e G].

Garantir a qualidade da investigação

Foram utilizadas várias técnicas recomendadas por Silverman (2013) e Bryman & Bell (2004) para garantir a validade e fiabilidade dos dados recolhidos neste estudo numa perspetiva qualitativa.(72, 73) O investigador utilizou técnicas para garantir a credibilidade, consistência, aplicabilidade através da transferibilidade e neutralidade do estudo com o objetivo de produzir resultados de investigação qualitativa robustos e fiáveis.(76, 82) *Fiabilidade*

A fiabilidade diz respeito à consistência das medições. A fiabilidade externa, ou a medida em que um estudo pode ser reproduzido, é mais difícil de alcançar na investigação qualitativa do que na investigação quantitativa(73). Como explicam LeCompte e Goetz, "é impossível congelar o contexto social e as circunstâncias de um estudo inicial para o tornar reproduzível no sentido habitual do termo".(68,p.168) Os métodos e procedimentos de investigação são descritos em pormenor e, por conseguinte, se forem seguidos passo a passo, podem ser reproduzidos pelo investigador ou por uma entidade externa. O investigador documentou e pode fornecer a documentação de base, uma proposta de estudo pormenorizada, um guia de investigação, um quadro teórico no qual se baseia a codificação e a análise, bem como quaisquer documentos de apoio que tenham sido utilizados para informar a investigação e que estão incluídos nos anexos de referência.

Apesar disso, devido à natureza da investigação qualitativa, os resultados de um estudo "replicado" podem variar consoante a população estudada.

A utilização de um segundo observador ou revisor é importante para garantir que os membros da equipa de investigação concordam com o que vêem e ouvem(73). A fiabilidade interna foi conseguida através da introdução de um segundo revisor (a supervisora Dra. Samantha Meyer), que analisou as transcrições ao longo do processo de entrevista para garantir que foram seguidas as técnicas de entrevista adequadas. Além disso, um segundo codificador, Eric Filice, da Escola de Saúde Pública e Sistemas de Saúde (SPHHS), foi introduzido a meio do projeto para rever a codificação de duas entrevistas desidentificadas seleccionadas aleatoriamente, assegurando a coerência entre os codificadores. Eric recebeu o quadro e os conceitos definidos pelo TDF, mas não os códigos abertos, para permitir uma revisão objetiva e imparcial dos dados em bruto(73). As transcrições revistas foram devolvidas ao investigador, que as comparou com os seus códigos para garantir que nenhum tema ou informação crítica tinha sido esquecido e que todos os temas codificados estavam nas categorias correctas. Quaisquer discrepâncias foram discutidas com a supervisora, Samantha Meyer, e o segundo codificador, Eric Filice, até se chegar a um acordo. Os leitores podem ter a certeza de que os resultados apresentados são fiáveis e coerentes com os dados recolhidos(73).

Validade

A validade refere-se aos critérios do investigador que determinam a integridade das conclusões geradas pelo estudo efectuado(73). A validade interna foi estabelecida assegurando uma correspondência entre as observações do investigador e as ideias teóricas que foram desenvolvidas(73). A investigação foi revista por pares utilizando um segundo codificador para garantir uma codificação suficiente e imparcial e o desenvolvimento de conceitos antes da data de defesa prevista. A validade global do projeto foi assegurada pela análise dos dados e das conclusões finais da investigação por um painel de peritos na matéria, a Dr.ª Samantha Meyer, a Dr.ª Elena Neiterman e a Dr.ª Heather MacDougall, numa defesa de tese agendada.

Credibilidade

A credibilidade refere-se à questão de saber se se pode confiar ou acreditar na investigação. Quando se trata de investigação, isto pode ser um desafio, porque cada indivíduo pode ter um relato diferente de um aspeto da realidade(73). Para atingir este objetivo, o investigador deve garantir que a interpretação apresentada no estudo é uma representação fiel das pessoas estudadas(73, 76). Um passo para garantir a credibilidade é seguir procedimentos de investigação adequados para limitar o potencial de enviesamento ou de influência subjectiva. O investigador tomou as medidas necessárias para garantir que o projeto de investigação não é tendencioso ou dirigido de qualquer forma. Este projeto foi realizado sob a supervisão de uma investigadora qualificada, a Dra. Samantha Meyer, e todos os métodos foram aprovados e supervisionados pelo comité de investigação composto pela supervisora, a Dra. Samantha Meyer, a Dra. Elena Neiterman e a Dra. Heather

MacDougall. Este projeto também recebeu aprovação ética de um Conselho de Ética em Investigação da Universidade de Waterloo antes da recolha de dados. O investigador reuniu-se regularmente com a sua supervisora, a Dra. Samantha Meyer, e forneceu actualizações aos membros do comité para garantir que a recolha de dados era efectuada de acordo com os procedimentos adequados e que o investigador se mantinha responsável.

Outro método para garantir a credibilidade consiste em utilizar um revisor de pares para ajudar na fase de análise ou codificação do estudo, através de um debriefing regular(73). Sugere-se que alguém que não faça parte do comité de investigação reveja os dados, de modo a obter uma visão objetiva dos mesmos. (73) A supervisora do estudo, Dra. Samantha Meyer, recrutou o estudante de pós-graduação da SPHHS, Eric Filice, para rever e codificar duas transcrições desidentificadas, utilizando apenas a documentação do TDF. Foi pedido a Eric que não tivesse acesso aos códigos já desenvolvidos, para evitar qualquer influência ou preconceito. Isto permitiu que os códigos e os temas fossem confirmados ou contestados, enquanto o investigador trabalhava com o revisor para garantir que todos os códigos eram aceites. (73)

Durante todo o processo de recolha de dados, foi mantido um diário de reflexão [ver Anexo J]. Um diário reflexivo contribui não só para a credibilidade, mas também para a transferibilidade e a fiabilidade dos dados(73, 76). Um diário reflexivo é um método que permite ao investigador registar os seus pensamentos e observações ao longo da entrevista e do processo de análise. Contribui igualmente para a flexibilidade do guião da entrevista e permite justificar alterações na estrutura ou na redação das perguntas com base nas respostas dos participantes(76).

Transferibilidade

A transferibilidade é a capacidade de os resultados de um estudo serem aplicados a outros tempos, lugares e pessoas.(73) Devido à natureza das entrevistas qualitativas e à especificidade da sua conceção para cada projeto de investigação, sugere-se que, em vez de procurar que os resultados sejam transferíveis, os investigadores qualitativos sejam encorajados a produzir uma "descrição espessa" ou relatos ricos e pormenorizados da cultura ou das experiências de um grupo.

O objetivo era reunir participantes que pudessem fornecer uma panorâmica generalizável das práticas das parteiras na discussão e recomendação de vacinas, bem como das experiências das parteiras no âmbito do sistema de saúde em relação ao âmbito e à vacinação. Utilizou-se uma amostragem selectiva para recrutar parteiras na área de Waterloo-Wellington que pudessem falar sobre as práticas de discussão e recomendação relacionadas com as vacinas contra a gripe e as vacinas em geral.

Fiabilidade

Tal como a fiabilidade na investigação quantitativa, a fiabilidade refere-se à capacidade de garantir que as interpretações e as influências teóricas do estudo são justificadas.(73) A fiabilidade dos dados recolhidos foi estabelecida através de um acordo entre os codificadores, da transcrição integral de todas as entrevistas realizadas e da tomada de notas durante o processo de entrevista.(73) Além disso, o investigador comprometeu-se a utilizar uma pista de auditoria que inclui todas as fases do processo de investigação, tais como a formulação do problema, a seleção dos participantes na investigação, as notas de campo, as transcrições das entrevistas, os memorandos de análise de dados e todos os outros documentos relevantes, que estão incluídos no documento final da tese e estão disponíveis mediante pedido.

Diário de reflexão

Um diário de reflexão permite aos investigadores registar os seus pensamentos e seguir o raciocínio subjacente às alterações feitas durante as fases de recolha e análise de dados(76). Um diário de reflexão contribui assim para a credibilidade, a transferibilidade e a fiabilidade de um projeto de investigação(76). O investigador escreveu entradas no diário ao longo do projeto [ver Anexo J], geralmente após as reuniões semanais com a supervisora, a Dra. Samantha Meyer, e depois de as entrevistas terem sido transcritas. Os registos no diário documentavam as alterações sugeridas ao guião da entrevista, as modificações éticas, os desafios do recrutamento, as questões e os desafios do processo de codificação e análise. Este processo serve para lembrar o investigador de discutir questões e preocupações que surgem durante as entrevistas, a codificação e a análise, e também permite que o investigador acompanhe as respostas e a forma de abordar as alterações efectuadas. É importante manter notas detalhadas e consistentes sobre os processos de pensamento e o desenvolvimento do projeto, para que possam ser revistas durante as fases finais de análise, para a redação da tese final e para garantir clareza e transparência com o comité de investigação. Mais importante ainda, a manutenção de um diário reflexivo ajudará a justificar quaisquer alterações metodológicas efectuadas durante o processo de investigação(76).

Memorando

Durante o processo de análise e codificação dos dados, o investigador participou na elaboração de memorandos. Esta técnica fornece ao investigador um grande número de ideias, temas e relações potenciais(83). Uma técnica habitualmente utilizada na teoria fundamentada, os investigadores utilizam notas para desenvolver códigos durante a avaliação dos dados e para fornecer definições e descrições desses códigos(83). As notas também resumem potenciais relações emergentes ou descobertas entre códigos, bem como qualquer conteúdo relevante para o estudo, como preocupações metodológicas, ideias para estudos futuros, etc.(83) A escrita de notas é progressiva e começa com os termos utilizados pelo investigador, passando depois da identificação geral para a clarificação dos conceitos e das suas definições, e depois para a articulação das relações entre conceitos.(83) O objetivo da escrita de notas é atingir um nível mais elevado de abstração e generalização.(83)

Esta investigação utiliza notas teóricas, notas elementares, notas de triagem e notas de integração. As notas teóricas desenvolvem os significados conceptuais, as ligações e as relações entre os conceitos e evidenciam a base teórica dos códigos utilizando o TDF.

A recordação elementar é pormenorizada e relativamente específica(83). Nesta fase, todos os potenciais temas, conceitos e ideias são codificados e reflectidos, uma vez que o desenvolvimento dos principais temas e variáveis ainda não emergiu dos dados. Foram criados 128 códigos abertos durante esta primeira fase de codificação e memorização, conhecida como codificação fundamentada.

As notas ordenadas são redigidas ao mesmo tempo que as notas elementares são examinadas e que as questões-chave e as variáveis essenciais são identificadas. É nesta fase que se concretiza a organização e a síntese dos dados. Esta etapa foi efectuada pelo investigador durante a fase de codificação satélite.

A memorização integrada utiliza os memorandos ordenados e desenvolve códigos para articular as relações e as ligações entre os conceitos-chave registados nos memorandos ordenados. Nesta investigação, o TDF é utilizado como um mapa concetual e os memorandos ordenados são organizados de acordo com temas e conceitos mais amplos definidos pelo quadro.

Ao tomar notas e escrever as suas reflexões ao longo do processo de codificação, a investigadora pôde desenvolver temas comuns, estabelecer relações entre as categorias e dar sentido aos códigos que as compõem.

Tomar notas

O investigador tomou notas durante e após cada entrevista. Este processo permitiu-lhe registar pensamentos, ideias e aspectos da entrevista que não puderam ser captados no dispositivo de gravação ou nas transcrições. Exemplos incluem hesitação na voz, uso de humor, uso de julgamento, tom, atitude ou linguagem corporal. As notas podem ser consultadas no Apêndice J. *Registo de auditoria*

Recomenda-se que seja mantida uma pista de auditoria para melhorar a fiabilidade dos dados(76). O objetivo de uma pista de auditoria é fornecer um historial sistemático e detalhado do estudo de investigação e dos passos que foram dados para chegar aos resultados e conclusões finais. (76, 83) A pista de auditoria para este projeto encontra-se nos Apêndices G e J e inclui um diário de reflexão, memorandos, notas de reuniões e de balanço e todas as outras notas e documentos relevantes.

Considerações éticas para este projeto de investigação

A proposta de investigação para este projeto foi apresentada a um Conselho de Ética para a Investigação da Universidade de Waterloo em março de 2017 e foi aprovada em abril de 2017. Este projeto não envolveu quaisquer tratamentos ou procedimentos desagradáveis para os participantes. A participação na entrevista qualitativa foi voluntária e sem quaisquer consequências negativas em caso de recusa ou desistência do estudo. O consentimento escrito ou verbal foi obtido antes do início da entrevista semiestruturada e os participantes eram livres de se recusarem a responder ou de se retirarem em qualquer altura.

Algumas questões éticas foram tidas em conta antes do início do estudo, nomeadamente a discussão de um tópico sensível entre o investigador e as parteiras participantes, a consideração do facto de que a administração de vacinas não faz parte do âmbito da prática das parteiras e, portanto, algumas perguntas podem ser inesperadas ou indesejadas a possibilidade de as parteiras serem convidadas a recordar experiências ou memórias traumáticas, e o risco de violação do anonimato e da confidencialidade devido à pequena comunidade de parteiras que exercem a profissão no Ontário (711, de acordo com os dados do CIHI de 2016), quanto mais na área de Waterloo-Wellington. O investigador tentou resolver estas questões enviando o guião da entrevista antes das entrevistas agendadas, o que permitiu aos participantes prepararem as suas respostas e retirarem-se das entrevistas se as perguntas os deixassem desconfortáveis. O investigador também assegurou a todos os participantes que, apesar da pequena comunidade de parteiras, a informação fornecida permaneceria anónima e confidencial através da desidentificação dos dados e da utilização de números de referência de identificação e pseudónimos em vez de nomes antes da publicação.

Análise pelos pares e utilização de um segundo codificador

Creswell (2014) recomenda a utilização do peer debriefing para melhorar a exatidão. Isto implica o envolvimento de um investigador ou colega externo no projeto para permitir uma visão objetiva da investigação(68, 76). O papel deste revisor ou segundo codificador consiste em examinar e colocar questões sobre a investigação qualitativa(68). O investigador contou com a ajuda de outro estudante de pós-graduação, Eric Filice, que examinou duas transcrições e as codificou objetivamente utilizando o TDF fornecido pelo investigador. Eric Filice, a supervisora Dra. Samantha Meyer e o investigador analisaram e compararam os dados codificados e discutiram os desafios e os êxitos. Eric forneceu orientações e sugestões para a codificação e reforçou os códigos já estabelecidos pelo investigador. O investigador incluiu notas no diário de reflexão na sequência destas discussões de balanço. Este processo acrescentou validade ao projeto de investigação(68). *Acordo entre codificadores*

O acordo entre codificadores é importante para eliminar o enviesamento que um investigador individual pode potencialmente trazer para a análise dos dados(68, 84). Após a conclusão da entrevista 7, duas entrevistas transcritas foram seleccionadas aleatoriamente e desidentificadas antes de serem enviadas para o segundo codificador, Eric Filice. Eric codificou duas transcrições de forma independente, depois de rever a literatura sobre TDF e a proposta original da tese, mas sem ver o projeto de códigos já desenvolvido pelo investigador. O investigador examinou cuidadosamente as transcrições codificadas por Eric e encontrou poucas ou nenhumas discrepâncias. O investigador e a sua supervisora, Samantha Meyer, discutiram as semelhanças na codificação de Eric Filice e concordaram que eram suficientes para o investigador prosseguir e que não havia necessidade de codificação por pares.

O segundo codificador, Eric, fez uma avaliação subjectiva dos códigos e não utilizou métodos estatísticos ou programas informáticos durante o processo de codificação, o que evita os problemas de incompatibilidade associados à utilização de diferentes métodos ou diferentes programas para codificar partes da transcrição(84, 85). O objetivo de um segundo codificador é, portanto, determinar se conceitos semelhantes de um texto são verificados no processo de codificação(84). A codificação subjectiva permitiu também discutir os códigos correspondentes a certas partes do texto e a interpretação desse texto, a fim de eliminar preconceitos(84).

De um modo geral, o investigador e o codificador par tinham estruturas de codificação semelhantes e concordaram em quase todos os códigos. O codificador par tinha códigos menos pormenorizados, uma vez que estava a trabalhar a partir do quadro TDF, enquanto o investigador partiu de uma perspetiva de codificação aberta. No entanto, no final, a maioria dos temas alinharam-se após a conclusão da codificação satélite. O segundo codificador não fez sugestões e o investigador, em colaboração com a supervisora Samantha Meyer, determinou que não eram necessários mais esclarecimentos e codificação.

Confidencialidade e anonimato

Todos os dados e transcrições dos participantes foram desidentificados antes de serem partilhados com os membros da equipa de investigação ou utilizados para publicação ou apresentação de dados. Todos os participantes receberam números de referência e pseudónimos, que foram depois utilizados para identificar gravações, transcrições e citações directas durante a codificação e análise. As citações directas incluídas na investigação estão associadas a pseudónimos, a fim de proteger o anonimato e a confidencialidade do orador. Os dados identificáveis contidos nas transcrições das entrevistas (incluindo, mas não se limitando a, histórias pessoais, locais, datas e nomes) foram editados ou não foram incluídos no documento final para evitar violar a confidencialidade e o anonimato dos participantes. A informação demográfica contida nas entrevistas não foi incluída no projeto final e só está acessível ao investigador. Todas as informações electrónicas relacionadas com a recolha de dados ou que contenham dados brutos ou identificadores serão armazenadas numa pen USB encriptada durante sete anos e estarão na posse da investigadora principal, Michelle Simeoni, ou da investigadora supervisora, Dra. Samantha Meyer. Todos os documentos em papel relacionados com a investigação ou a recolha de dados serão guardados num armário fechado à chave em casa de Michelle Simeoni ou no gabinete da Dra. Samantha Meyer no campus da Universidade de Waterloo.

Resultados e análise

Todas as participantes eram mulheres e parteiras registadas que exerciam atualmente a sua atividade na área de Waterloo-Wellington, no Ontário, com exceção de uma participante que trabalhava numa unidade de saúde do Ontário [ver Anexo I]. As participantes tinham idades compreendidas entre os 27 e os 47 anos e encontravam-se em diferentes fases das suas carreiras na altura da entrevista, sendo que apenas uma era uma "nova parteira registada", o que significa que exercia a profissão há menos de um ano. As participantes provinham de cinco clínicas da zona de Waterloo-Wellington e de uma clínica da zona de Londres. Todas, exceto uma, receberam formação em Ontário através do McMaster Midwifery Education Program.

Uma parteira trabalhava a tempo parcial com um número de casos de 25 pacientes a faturar por ano, enquanto as outras cinco parteiras trabalhavam a tempo inteiro com um número total de casos de cerca de 40 pacientes a faturar por ano. Cinco das parteiras trabalham em zonas e doentes mais rurais e falaram do seu serviço a doentes rurais e menonitas, enquanto duas participantes trabalhavam em clínicas no centro da cidade, em Kitchener e Cambridge. Das oito parteiras que participaram nas entrevistas, apenas duas consideraram a discussão e a recomendação de vacinas como parte da sua prática de rotina.

Os dados estão organizados de acordo com os quatro temas identificados com base nas questões de investigação previamente desenvolvidas: Os conhecimentos adquiridos pelas parteiras sobre a vacina contra a gripe, os factores que influenciam a hesitação das parteiras em vacinar, as barreiras reais e percebidas à recomendação da vacinação às mulheres grávidas e a forma como os conhecimentos adquiridos pelas parteiras são moldados pelo contexto histórico e cultural em que exercem a sua atividade. Estes temas principais são acompanhados por subcategorias que surgiram durante as fases de codificação e análise da recolha de dados.

Este projeto de investigação explorou uma série de factores que moldam o CCBA das parteiras que exercem a sua atividade na área de Waterloo-Wellington, no Ontário. Alguns dos factores que serão examinados mais de perto incluem o âmbito da prática das parteiras, o papel das parteiras em relação a outros prestadores de cuidados de maternidade e as mudanças nas percepções e comportamentos relativamente à imunização ao longo do tempo.

Quando lhes foi perguntado se se sentiam à vontade para recomendar a vacina contra a gripe aos seus doentes, Kayla disse:

"Por isso, não diria que me sinto confortável. Quando as mulheres me perguntam se devo tomar a vacina contra a gripe, digo-lhes que estou a seguir a recomendação do SOGC e que as mulheres grávidas devem tomar a vacina contra a gripe. Digo-lhes que não é mais provável que apanhem a gripe, mas que, se a apanharem, é muito mais provável que tenham complicações da gripe. É basicamente essa a informação que lhes dou e digo-lhes que, se quiserem mais informações, podem falar com o seu médico de família ou com o prestador de cuidados de saúde que vai administrar a vacina. É basicamente isso que lhes digo. (Kayla)

A resposta de Kayla realça o facto de as parteiras poderem sentir-se desconfortáveis quando são incumbidas de fornecer informações e recomendações sobre vacinas quando abordadas por pacientes, devido à sua falta de conhecimentos e crenças sobre o seu papel como parteira. Estes dois factores podem contribuir para o nível de hesitação das parteiras e para a falta de prática em fazer recomendações sobre vacinas. Como resultado, as parteiras entrevistadas deram frequentemente respostas padrão que envolviam fornecer aos pacientes informações sobre a vacinação a partir de fontes de saúde pública, tais como a Sociedade de Obstetras e Ginecologistas do Canadá (SOGC) ou a Saúde Pública, e encaminhar as questões e preocupações para outros prestadores de serviços. Os participantes indicaram que, muitas vezes, se sentem mais à vontade para atribuir a responsabilidade pelas discussões sobre vacinas a um médico de clínica geral ou a um prestador de cuidados de saúde que tenha conhecimentos e formação para administrar vacinas.

Outra participante falou mais especificamente sobre a forma como os conhecimentos, atitudes e crenças existentes sobre a vacinação influenciam as suas escolhas pessoais quanto à aceitação das vacinas.

"Acho difícil recomendá-la. Como alguém que está relutante em ser vacinada, acho que não foram feitos muitos testes em mulheres grávidas [haha] e é difícil dizer com confiança a alguém para tomar esta vacina que não foi testada, que é nova ou que não tem muitas provas, porque nos dizem que temos de a tomar [...] Como alguém que teve três filhos, tomaria a vacina da gripe? Não há qualquer hipótese. [Mas quando as pessoas me perguntam o que lhes digo, digo-lhes que a saúde pública recomenda vivamente a vacina. Tenho-me abstido de o fazer porque não posso recomendá-la vivamente e limito-me a dizer o que o investigador mencionou quando estive no seminário em Mount Sinai, ou seja, que a investigação mostra que os efeitos reais da gripe são piores do que os efeitos teóricos da vacina e que cabe ao indivíduo decidir..." (Marie)

É importante notar que nem todas as parteiras inquiridas partilham o mesmo nível de experiência.

apoio ou oposição à vacinação. Para além desta discussão e recomendação sobre vacinas

As práticas das parteiras eram específicas de cada participante. No entanto, o que se mostra acima é que as parteiras entrevistadas no âmbito desta investigação aconselharam as suas pacientes com base nas recomendações de saúde pública, mesmo que isso fosse contrário às suas convicções pessoais.

Alguns participantes aludiram à dificuldade de contornar e reprimir as suas crenças pessoais, a fim de manter a integridade que lhes é reconhecida enquanto profissionais de saúde.

Marie explicou o desafio que teve de enfrentar para chegar a um compromisso:

"É certo que toda a gente tem preconceitos e crenças pessoais. Eu tento não deixar que eles influenciem a minha prática. Não digo às pessoas que acho que a vacina da gripe pode não ser eficaz ou que tenho preconceitos pessoais, mas tento dizer "a recomendação é que as mulheres tomem a vacina da gripe durante a época da gripe". Por isso, tento manter-me muito neutra, dizendo apenas "a recomendação é que se vacine porque blá blá blá blá", mas tento limitar-me a isso. (Marie)

Outros participantes partilharam as suas experiências pessoais e memórias de vacinação, incluindo os efeitos adversos das vacinas nas suas vidas pessoais. Uma participante partilhou as suas dificuldades em lidar com as experiências negativas de vacinação na infância de um familiar próximo [que, na sua opinião, resultou numa deficiência grave] e o impacto que isso teve nas suas atitudes, perceções e comportamentos em relação às vacinas a partir dessa altura, tanto a nível pessoal como profissional. O conceito de negociação de papéis no âmbito do sistema de cuidados de maternidade assumido pelas parteiras será explorado mais aprofundadamente na secção de discussão deste documento como um elemento único do sistema de cuidados de maternidade.

O sistema de saúde canadiano e a profissão de parteira estão profundamente enraizados na história da obstetrícia.

Quando lhes foi pedido que distinguissem o seu papel do de outros prestadores de cuidados de maternidade, todas as respostas foram semelhantes em termos de conteúdo, com ligeiras variações de redação e de pormenor. Kendall expressou bem a sua perceção do seu papel como parteira: "Como já disse, só tratamos de gravidezes de baixo risco, por isso é uma diferença. E há uma diferença de âmbito. O meu campo de ação é mais limitado do que o de um médico. Essa é provavelmente a principal diferença".

As parteiras entrevistadas para o estudo reconhecem que o seu papel é mais limitado do que o de outros prestadores de cuidados de maternidade, mas também o consideram mais abrangente devido à relação pessoal e de colaboração que é estabelecida com as pacientes e aos benefícios que daí advêm.

"A diferença... há algumas diferenças. A primeira é o facto de conhecermos os nossos clientes. Como temos menos casos, conhecemos um pouco melhor os nossos clientes e eles tendem, em geral, a confiar um pouco mais em nós porque temos essa relação. Além disso, prestamos serviços na comunidade, pelo que fazemos visitas ao domicílio, o que outros prestadores de cuidados não fazem necessariamente, e penso que é provavelmente por isso. Por isso, tentamos educar os nossos clientes para que possam tomar a melhor decisão para a sua família." (Kayla)

O âmbito da prática da profissão de parteira, tal como definido pelo College of Midwives of Ontario [Ver

Apêndice B], influencia o papel ativo que as parteiras desempenham nas suas práticas diárias.

"Não tenho, como uma enfermeira ou um médico de família que faz partos ou mesmo um obstetra, os conhecimentos médicos para tratar outras doenças, pelo que a minha formação é muito específica. Ao contrário de outros prestadores de cuidados de maternidade, penso que tenho uma base de conhecimentos mais restrita" (Marie).

A abordagem mais pessoal e filosófica dos cuidados de maternidade distingue-os de outros potenciais pontos de contacto para debates sobre vacinas, como farmacêuticos, funcionários da saúde pública ou pediatras. Como explicou uma participante:

"Sim, é verdade. O que é bom no nosso modelo de cuidados é que, normalmente, ficamos a conhecê-los um pouco antes de termos de fazer muitas recomendações, o que provavelmente ajuda a preparar o cenário para a forma como vou falar sobre o assunto. Por isso, não tenho uma conversa idêntica com todos os doentes, tendo em conta que, se a pessoa com quem estou a falar é um médico, presumo que não terei de a convencer a vacinar-se. Provavelmente, posso ter uma conversa muito diferente com ela do que com alguém que, com base noutras escolhas que fez, pode não se sentir à vontade com as vacinas" (Kendall).

Explicou ainda que achava que o seu papel de parteira lhe dava uma vantagem potencial na discussão e recomendação de vacinas:

Em parte, porque penso que muitas mulheres pensam que as parteiras estão abertas a outros tipos de cuidados de saúde. Por isso, acho que estamos numa posição especial para dar algumas dessas informações, porque elas podem dizer "oh, claro, se o meu médico de família recomendar, ele vai recomendar tudo, mas se a minha parteira recomendar, talvez eu leve isso um pouco mais a sério", porque acho que a perceção delas é que não recomendamos todas as intervenções possíveis, somos um pouco mais selectivas. Também penso que estamos numa posição única porque construímos uma relação de confiança com os nossos clientes e, por isso, penso que eles têm um sentimento diferente de ligação e confiança connosco, o que pode levá-los a tomar as nossas sugestões com um pouco mais de peso." (Kendall)

Esta relação pessoal e de confiança permite que as parteiras tenham conversas

personalizadas com as suas pacientes, que são específicas às suas necessidades, tal como

são entendidas pela parteira. A participante Chleo concordou com este ponto de vista e

explicou como isso beneficia a sua prática:

"Sei que o calendário de vacinas recomendado é cuidadosamente ponderado para garantir que estamos a apoiar o sistema imunitário e que estas vacinas estão disponíveis em idades adequadas para estas crianças. Além disso, olhando para o aumento das recomendações de vacinas para mulheres grávidas, sei que as coisas foram bem investigadas e não implementadas só porque alguém quer vender uma vacina a uma população. As mulheres grávidas são geralmente muito, hum. como elas, é algo em que as recomendações são geralmente muito raras quando se trata de drogas, exposição a substâncias, por isso, para nós termos recomendações tão fortes para estas coisas, sei que a literatura está lá para o apoiar". (Chleo)

Considerando que o seu papel nas vacinas as diferencia especificamente de outros

prestadores de cuidados maternos, uma participante partilhou o seguinte

"Hmmm, bem, porque os nossos, porque prestamos cuidados de saúde. Porque prestamos cuidados de saúde e, obviamente, a vacinação faz parte dos cuidados de saúde, pelo que o nosso papel é promovê-la nesse sentido. Sabe, nós prestamos cuidados pré-natais normais e a vacinação não é necessariamente vista como parte dos cuidados pré-natais normais, por isso não vejo o meu papel como sendo o de promover, mas responderei a perguntas sobre o assunto se elas forem colocadas. (Kayla)

Esta declaração destaca o papel único e dinâmico das parteiras como prestadoras de

cuidados de saúde e maternidade, mas também os desafios que enfrentam no cumprimento do seu papel nos debates e recomendações sobre vacinas. A vacinação é encarada como parte dos cuidados de saúde normais, mas não dos cuidados pré-natais normais, o que tem um impacto nos conhecimentos, atitudes e crenças (CCC) e, mais ainda, no papel das parteiras nas discussões e recomendações sobre vacinas.

As parteiras que trabalham no sistema de saúde materna do Ontário têm um papel importante a desempenhar no desenvolvimento das recomendações.

Evolução do comportamento das parteiras em exercício ao longo do tempo

Quando se pediu aos participantes que reflectissem sobre a forma como os seus pontos de vista ou práticas em matéria de vacinas (pessoal ou profissionalmente) tinham mudado ao longo do tempo, as respostas foram mistas, com alguns participantes a manterem os seus pontos de vista consistentes e outros a sofrerem uma mudança.

"Diria que a minha perceção mudou definitivamente. Sei que costumava saber muito sobre o assunto e que as pessoas diziam que a vacina contra a gripe não era eficaz, mas através da minha própria pesquisa pessoal e da análise da informação, bem como das actualizações da saúde pública e do nosso hospital, penso que compreendi muito melhor a importância da vacina contra a gripe em termos de proteção das nossas clientes grávidas, dos seus filhos e até das suas famílias, e até a utilizo como um bom ponto de conversa para toda a família sobre como se podem proteger uns aos outros." (Chleo)

Uma das participantes explicou que vários factores a influenciaram e a fizeram aceitar melhor as vacinas.

"Quando comecei o meu próprio consultório, pensei que ia apenas seguir as regras [referindo-se às normas e directrizes que definem os padrões de cuidados obstétricos, em particular no que diz respeito ao papel das parteiras nos debates e recomendações] e a forma como isso é feito e recomendado, e como isso é feito e recomendado, e depois vi o susto do H1N1 e os relatos na minha comunidade de pessoas com H1N1 e muito doentes, o que certamente mudou a minha perspetiva, mas devo dizer que ter o meu próprio filho mudou a minha perspetiva porque tive a oportunidade de dialogar com o meu médico de família sobre vacinas [.(Kayla)

Acima, uma participante descreve o seu desenvolvimento pessoal em termos de conhecimentos, atitudes e crenças (CCA).

sobre as vacinas. Kayla explicou que, quando se considera o risco associado ao facto de não se tomar vacinas, é difícil saber se são vacinas ou não.

Decidiu que precisava de pensar mais cuidadosamente e de uma forma mais informada sobre a vacina da gripe. Isto teve um impacto na sua posição pessoal e profissional sobre a vacina da gripe.

Kayla encetou um diálogo com o seu médico de família, o que levou a uma mudança no seu comportamento. No final, Kayla obteve

a informação necessária para ter um impacto global nas suas perspectivas e práticas de vacinação. A evolução descrita fornece uma visão dos factores que moldam as percepções e os comportamentos pessoais dos prestadores de cuidados de saúde e da forma como isso se pode traduzir em práticas de encaminhamento num contexto profissional, bem como a nível pessoal.

Tomada de decisões durante a gravidez

Um elemento central do modelo de cuidados que orienta a prática das parteiras é ajudar as suas pacientes a fazer escolhas informadas. Para que isto aconteça na prática, é necessário que haja discussões informadas entre os prestadores de cuidados e as suas pacientes. Todas as participantes concordaram que as discussões sobre escolhas informadas são um aspeto central da sua abordagem aos cuidados, mesmo que uma paciente tome uma decisão que vá contra as recomendações da parteira: "Acredito sinceramente que, se a pessoa conhece os riscos e os benefícios e optou por recusar algo que é recomendado, eu concordo.... (Sarah) Os participantes expressaram que precisam de ter a certeza de que os seus pacientes estão a tomar uma decisão informada com base em toda a informação disponível. Um participante explicou as dificuldades encontradas ao discutir a escolha informada com as pacientes sobre a vacinação durante a gravidez:

"Sei que tive muita dificuldade em pesquisar vacinas para os meus filhos, mas não as fiz a tempo. E não as tomei todas. Por isso, é difícil para mim dizer com confiança a alguém para ir em frente e vacinar-se quando não estou a fazer essa escolha. Mas, como parteira, respeito a escolha de alguém, e não há qualquer julgamento se alguém que conhecemos as toma todas, é essa a recomendação. Mas é difícil para mim ter uma conversa quando as pessoas, os nossos clientes, esperam uma discussão sobre escolhas informadas e eu não posso fazer uma discussão sobre escolhas informadas em relação às vacinas porque, para mim, fazer uma discussão sobre escolhas informadas significa que tenho toda a informação para lhes dar toda a informação de que precisam para fazer uma escolha. "(Marie)

Isto implica que as parteiras não abordam as questões e preocupações sobre as vacinas de forma adequada, ou de uma forma que não contribua para a hesitação ou o medo da vacinação. Consequentemente, é provável que as mulheres grávidas abandonem a consulta de obstetrícia e não procurem mais informações ou a vacinação noutro local, o que pode contribuir para o clima de hesitação e para as baixas taxas de vacinação devido à falta de escolha informada. Dado que a tomada de decisões informada é um aspeto central dos cuidados obstétricos, não é surpreendente que as parteiras representadas neste estudo se tenham mostrado relutantes em apoiar mensagens sobre as quais se sentiam desinformadas e sem formação. As parteiras deste estudo aludiram à necessidade de estarem mais bem equipadas com conhecimentos e informações para se sentirem à vontade para participar em discussões sobre vacinação e segurança das vacinas durante a gravidez. Esta é uma área-chave que pode ser abordada para melhorar o envolvimento das parteiras noutros aspectos dos cuidados de maternidade, incluindo a discussão e a promoção de vacinas.

Quando foi pedido ao prestador de cuidados de saúde que explicasse a importância da vacinação, as respostas tenderam a centrar-se mais na saúde da mãe. Sarah resumiu a importância da vacinação durante a gravidez da seguinte forma

"Penso que se trata de proteger a mãe. Penso que para alguém como eu ou para pessoas saudáveis que não estão grávidas, tomar a vacina contra a gripe é proteger a comunidade e as outras pessoas, enquanto penso que as mulheres que tomam a vacina contra a gripe estão a proteger-se a si próprias porque fazem parte de uma população vulnerável" (Sarah).

Esta afirmação valida a perceção do risco associado à tomada de decisões sobre vacinas para as mulheres e os desafios associados às discussões sobre vacinas para os prestadores de cuidados de saúde durante a gravidez, na medida em que existe um maior sentimento de vulnerabilidade para as mulheres grávidas e um sentido de responsabilidade (para com a criança) que está presente durante a gravidez. Por outras palavras, durante a gravidez, há uma mudança do foco na mulher para o foco no feto ou recém-nascido.

Como explica Kendall,

"Penso que as mulheres grávidas, e penso que é um pouco uma questão cultural, sentem-se um pouco frágeis. Sentem-se um pouco frágeis e penso que é comum as mulheres grávidas ficarem um pouco mais ansiosas do que o necessário sobre aquilo a que estão expostas, o que podem consumir, que alimentos podem e não podem comer. Por isso, penso que existe este sentimento de que a gravidez é uma fase muito frágil e delicada e que é preciso ser muito protetora e estar consciente do que se aproxima do feto em desenvolvimento, e penso que isso, juntamente com a desconfiança geral, faz com que as pessoas sintam que não devem tomar medicamentos, que não devem tomar medicamentos e que não se devem preocupar. Eu não devia estar a tomar medicamentos ou a ser vacinado. Apesar de não se basear em qualquer investigação ou ciência, penso que ainda existe uma certa ideia sobre isso." (Kendall)
O último comentário refere-se ao sentimento de vulnerabilidade das mulheres grávidas, associado a percepções sociais mais amplas e à ignorância sobre aquilo a que as mulheres podem estar expostas e o que podem consumir com segurança durante a gravidez.

Os participantes que discutem as vacinas com os seus doentes sublinharam a importância de abordar os doentes que hesitam em vacinar de forma adequada, ou de uma forma que não contribua para a hesitação do doente. Uma participante explicou a sua experiência pessoal com um prestador de cuidados de saúde que não abordou de forma produtiva a sua hesitação enquanto mãe: "Ela reconheceu que esta não era a abordagem correcta para incentivar a vacinação e, em casos extremos, poderia desencorajar futuras visitas ao médico e aos cuidados de saúde. Este exemplo mostra o impacto negativo que uma abordagem inadequada das discussões sobre vacinas pode ter na aceitação geral das vacinas em pessoas que já se encontram no espetro da hesitação em vacinar.

Algumas das participantes que tinham vivido a gravidez, a maternidade e a tomada de decisões sobre vacinas durante a gravidez partilharam as suas experiências pessoais no desempenho destas funções. Esta foi uma visão única que permitiu às parteiras partilharem as suas perspectivas sobre o processo de tomada de decisões sobre vacinas durante a gravidez, enquanto mães vulneráveis e inseguras e enquanto prestadoras de cuidados de saúde. A sequência seguinte ilustra uma conversa com uma participante que explica como escolheu as vacinas para o seu filho:

"Sim, não fizemos muita ou nenhuma investigação sobre a vacinação durante a gravidez quando eu estava a treinar. Por isso, diria que não pesquisei muito no início e só comecei a investigar um pouco mais quando o meu filho foi vacinado. Não estava realmente no meu radar, para além do H1N1" (Kayla).

O último comentário diz respeito à situação das mães e parteiras que não recebem nem procuram informação sobre vacinas até que esta seja relevante para a sua vida pessoal ou profissional. Consequentemente, as parteiras nem sempre se sentem à vontade para assumir o risco de recomendar vacinas para seu uso profissional e pessoal. O debate segue a história pessoal da participante que tomou a decisão de vacinar o seu filho contra a varicela e a influência de uma conversa com o seu prestador de cuidados de saúde na aceitação da vacina, neste caso específico. Kayla refere a sua ambivalência em relação às novas vacinas, mas sugere que o facto de ter dialogado com um prestador de cuidados de saúde mais conhecedor e capaz de a tranquilizar quanto à segurança da vacina em questão teve um impacto na sua decisão geral de tomar a vacina. A interação descrita fala da AACC das parteiras (relativamente a outros prestadores de cuidados maternos e de saúde) e indica uma ligação entre o seu nível de conhecimento e atitudes e crenças pré-determinadas sobre vacinas que podem ter impacto nas práticas de recomendação e utilização.

As perguntas sobre as escolhas pessoais enquanto mãe foram acrescentadas ao guião da entrevista na sequência de uma discussão com outra participante que suscitou reflexões sobre a importância da tomada de decisões durante a gravidez. Marie partilhou como é difícil fazer estas escolhas enquanto mãe e como isso contrasta com o seu papel de prestadora de cuidados e parteira.

"Marie: Não, de todo... não. [E é muito difícil quando há muita informação nos meios de comunicação social sobre anti-vax e, sabe, vacinas. É um assunto tão sensível. E eu teria sido rotulada como uma dessas pessoas anti-vacinas, apesar de ter vacinado algumas pessoas, por isso [haha] é difícil porque não posso ser vista. Não quero que me vejam a inclinar-me para um lado ou para o outro.
        Investigador: É verdade.
Marie: Mas sinto-me desconfortável porque não sinto que, apesar de ter feito toda a investigação possível para mim e para os meus filhos, seja a minha investigação de um ponto de vista pessoal. Não é... não é o tipo de investigação que eu esperaria que permitisse a alguém ter uma discussão informada".

Este diálogo sugere que as parteiras vivem um conflito interno entre os seus papéis de prestadoras de cuidados de saúde (abordagem biomédica), de prestadoras de cuidados alternativos (abordagem holística) e de pais quando divulgam informações sobre saúde e fazem recomendações sobre vacinas. Marie partilhou a sua apreensão em ter uma discussão informada como profissional de cuidados maternos e como isso diferia da sua abordagem de vacinas com o método KABB como mãe.

Uma das parteiras participantes sentiu que o seu papel como profissional de saúde era não só discutir, mas também desafiar o MAT das suas pacientes no que diz respeito à aceitação das vacinas. Embora a administração de vacinas não faça parte do âmbito de atuação de uma parteira [conforme detalhado no Apêndice N], Emily sentiu que era seu papel como profissional de saúde estar informada sobre as vacinas recomendadas durante a gravidez e promovê-las fortemente junto das pacientes que manifestassem hesitação ou desinteresse.

explicou Emily:

"Se alguém me dissesse que acha que a vacinação é a causa do autismo, eu dir-lhe-ia que sabe que isso foi desmentido. Seria muito franco e aberto com a pessoa. Também lhe diria que, ao optar por não vacinar o seu filho, está a deixar... está a esperar que todos sejam vacinados. Sabe, a mentalidade de rebanho é que o rebanho está vacinado e você está protegido, por isso está a dar essa proteção a outra pessoa para garantir que o seu filho é imune a uma determinada doença? Eu desafiava o cliente a assumir a responsabilidade. O trabalho de uma parteira é não... apoiar as escolhas das pessoas, mas eu diria que a pessoa sabe que as suas escolhas podem ser prejudiciais e ter consequências.

É de salientar que a forte opinião de Emily sobre a recomendação e promoção não foi partilhada pelas outras parteiras do estudo. Houve um consenso geral entre as outras participantes de que, independentemente do seu PCCB pessoal sobre a vacinação, desde que o paciente parecesse estar a tomar uma decisão informada, não era da responsabilidade da parteira questionar essas escolhas. No geral, as respostas dos participantes sugerem como as suas atitudes e crenças sobre o seu papel de parteira influenciam a sua prática e se correlacionam com as discussões e recomendações sobre vacinação. Foi evidente que, entre os participantes, aqueles que eram fortemente a favor da vacinação durante a gravidez desempenharam um papel mais ativo na discussão e recomendação de vacinas.

Em vez de desafiarem os pontos de vista das pacientes sobre a vacinação e outras decisões de saúde durante a gravidez, alguns participantes referiram que a sua abordagem era mais passiva quando se tratava de discussões sobre a vacinação. Isto foi evidente entre as parteiras que cuidam de uma grande proporção de pacientes menonitas, que tendem a adotar uma abordagem holística da gravidez e do parto. A abordagem adoptada por Emily (acima) foi uma anomalia entre as participantes e era mais comum uma parteira não questionar as escolhas das suas pacientes sobre a vacinação, mas sim apresentar a opção da vacinação e deixar a paciente fazer uma escolha pessoal. Como Marie ;

"Como parteiras, não temos formação para fornecer informações sobre vacinação. No Ontário, não temos formação para educar as pessoas ou para lhes permitir fazer escolhas informadas sobre a vacinação. Oferecemos... informamos as pessoas sobre vacinas e recomendações de saúde pública, se houver uma recomendação específica, informamos as pessoas, porque surgem questões sobre se uma pessoa deve tomar uma vacina contra a gripe quando está grávida... as pessoas perguntam... ou se há investigação sobre a vacina Tdap no terceiro trimestre... por isso, tento ser o mais imparcial possível e informar as pessoas sobre o que a investigação atual lhes diz, sem ter uma posição específica sobre isso. E quando se trata de vacinar bebés, as pessoas também nos fazem perguntas porque servimos uma população que, por natureza, questiona tudo o que faz". (Marie)

Tal como Marie, quando lhe perguntaram qual seria a sua abordagem em relação a um doente que estivesse relutante em ser vacinado, Sarah manifestou a sua defesa e o seu papel pessoal na promoção das vacinas com base nas recomendações de saúde pública, mas não quis ir mais longe no incentivo à adoção da vacinação.

"Se um cliente me disser claramente que não está interessado em vacinas e que não quer falar sobre elas, não vou certamente avançar mais. Se um cliente me disser algo um pouco mais ambíguo, por exemplo, que não está muito seguro em relação às vacinas, que não está habituado a recebê-las ou que não sabe muito bem do que se trata, então discutirei o assunto. Mas não vou tentar mudar a opinião de ninguém, suponho. (Sarah)

Os dados sugerem que a promoção e utilização de vacinas não é muito importante na prática das participantes, uma vez que não é vista como uma parte central dos cuidados pré-natais, nem está bem integrada no modelo de cuidados que as parteiras seguem atualmente.

Foi perguntado a todos os participantes se e quando é que as discussões sobre as vacinas normalmente têm lugar e como é a sua discussão de "rotina" sobre as vacinas com os doentes. Tal como referido, todos os participantes, exceto um, expressaram a opinião de que a discussão sobre vacinas não faz parte da sua prática de rotina, que não é necessariamente abordada com todos os pacientes e que o contexto e o momento mudam frequentemente ou são evitados ou encobertos. Uma das duas parteiras que integrou efetivamente as discussões sobre vacinas na sua prática de rotina explicou: "Faz parte das nossas conversas regulares. Faz parte, digamos, da discussão sobre vacinação às seis semanas. Falamos sobre isso durante a gravidez, quando fazemos o historial, falamos sobre o historial de vacinação, sabe, quando chega a época da gripe, voltamos a falar sobre vacinação" (Emily). Kendall admite que:

"Penso que, durante a época da gripe, recomendo regularmente às mulheres que tomem a vacina contra a gripe. Por vezes é um pouco mais *ad hoc* [...] Não sou muito coerente quando se trata de falar sobre vacinação. Em particular, a vacina contra a tosse convulsa é outro assunto que, por vezes, surge durante a gravidez e, provavelmente, não sou tão consistente como deveria ser em relação a isso" (Kendall).

Os participantes indicaram que não havia qualquer razão para que as discussões sobre vacinas não fizessem parte da sua prática habitual, uma vez que são muito favoráveis à recomendação de vacinas aos seus doentes, mas ainda não incorporaram as discussões sobre vacinas na sua prática habitual. Quando questionada sobre a sua prática quando se trata de recomendar vacinas, Sarah explicou: "Faço-o [hesitantemente]. Porque se um cliente me perguntar se é seguro tomar esta vacina, sei que a resposta é sim. Não preciso de ir descobrir. E sei que a resposta é mais do que sim. Sei que a resposta é, de facto, que é recomendável tomar a vacina durante a gravidez." (Sarah) Quando lhe perguntaram como é que a discussão sobre as vacinas poderia ser mais bem integrada na sua prática, ela disse

"Penso que seria muito simples de incluir e bastaria que, quando a vacinação é recomendada, recebêssemos um pequeno aviso na nossa caixa de correio a dizer que é altura de recomendar esta vacinação e talvez uma pequena mensagem a lembrar-me em cada consulta para falar sobre a vacinação contra a gripe. Penso que não seria difícil de implementar" (Sarah)

O comentário de Sarah sugere que não é necessariamente uma relutância em discutir ou mesmo uma desconfiança em relação às vacinas em geral (ou à vacina da gripe em particular) que impede as discussões sobre as vacinas, mas uma variedade de outros factores subjacentes que poderiam ser abordados através do alargamento do âmbito da obstetrícia para incluir a recomendação da vacinação.

Perguntou-se às participantes se o tema das vacinas era discutido regularmente no seu local de trabalho (quer se tratasse de um BCAE pessoal ou de práticas e normas clínicas). O objetivo destas perguntas era centrar-se na cultura do local de trabalho, independentemente da formação e educação, e determinar a influência que esta pode ter nas práticas actuais das parteiras que participaram no estudo. Uma participante explicou a abordagem típica adoptada pela clínica onde trabalha:

"E se uma cliente nos perguntar sobre isso, pode iniciar uma discussão sobre como é em geral. Porque temos pelo menos uma parteira nova todos os anos, por isso começa a discussão: qual é a informação, qual é a investigação atual, o que recomendamos, o que dizemos quando alguém nos pergunta sobre isso? [Porque somos [...] muitas a trabalhar na nossa clínica, queremos transmitir uma mensagem coerente" (Marie).

Mais uma vez, isto sugere que são frequentemente as perguntas dos doentes que desencadeiam discussões sobre vacinas entre os doentes e outros prestadores de cuidados de saúde, em vez de serem as parteiras a desempenhar um papel ativo no levantamento da questão da vacinação como parte da política de saúde pública.

e numa escala maior. Do mesmo modo, outro participante explicou

"E em termos dos meus colegas, sei que ou penso que a minha prática... portanto, falando apenas das parteiras com quem trabalho pessoalmente na minha própria prática, penso que provavelmente partilhamos, na sua maioria, uma abordagem semelhante em relação ao que recomendamos para a vacinação, mas sei que nem todas partilhamos a mesma abordagem em relação ao que fazemos pessoalmente para a vacinação. Tentámos definir uma política prática sobre se é ou não recomendável que todas as parteiras da nossa clínica sejam vacinadas contra a gripe, porque trabalhamos com uma população vulnerável, e não chegámos a um consenso total sobre isso" (Kendall).

Ao explorar a cultura da vacinação e as discussões sobre vacinas no local de trabalho, surgiram perspectivas contrastantes e verificou-se que algumas clínicas não abordam de todo o tema das práticas de vacinação, enquanto outras fazem um esforço ativo para manter as suas parteiras informadas e coerentes no que diz respeito às recomendações de vacinas. Os dados deste estudo sugerem que não existem práticas de vacinação consistentes nas clínicas (entre as parteiras) ou práticas de recomendação entre clínicas na área de Waterloo-Wellington, apesar do reconhecimento de que as parteiras prestam cuidados a uma população de risco.

Quando questionadas sobre os conhecimentos, as atitudes e as crenças sobre a vacinação, as parteiras revelaram diferentes níveis de compreensão e de abordagem às discussões sobre a vacinação. Os resultados demonstraram a complexa interação e relação entre os diferentes aspectos do conhecimento, atitudes e crenças que são importantes para compreender os níveis individuais de aceitação e recomendação da vacina.

Este estudo destaca o facto de a integração da discussão e da recomendação B(comportamento) por parte de uma parteira não estar necessariamente ligada ou relacionada com um comportamento ou uma prática. Este estudo realça o facto de a integração, por parte de uma parteira, da discussão e da recomendação B(comportamento) não estar necessariamente ligada ou relacionada com um comportamento ou uma prática.

explicado pelo seu K(conhecimento), A(atitude), B(crença).

Confiança e investigação de vacinas

Um aspeto único salientado pelas entrevistas qualitativas com parteiras é a amplificação dos desafios que as parteiras enfrentam quando discutem as vacinas, quando não têm confiança na investigação e na informação de que dispõem. As parteiras do estudo sugeriram que esta complicação é ampliada quando os seus pacientes também têm dificuldade em confiar na qualidade da investigação disponível sobre as vacinas. Estas dificuldades tornaram-se evidentes na prática quotidiana das parteiras, em particular quando discutem vacinas com pacientes grávidas.

"Sim, ainda sinto que a desconfiança que se desenvolveu em resultado disso [referindo-se ao artigo de Wakefield que associava a vacina MMR ao autismo] persiste e, mesmo que não citem preocupações específicas, continuam a ter uma vaga sensação de desconfiança.

Não dizem que ouviram dizer que a vacina provoca isto ou que estão preocupadas com esta ligação específica, mas continuam a ter uma vaga sensação de desconfiança, associada ao facto de as mulheres grávidas se sentirem um pouco frágeis e de esta ser uma questão cultural. Sentem-se um pouco frágeis e penso que é comum as mulheres grávidas ficarem um pouco mais ansiosas do que o necessário sobre aquilo a que estão expostas, o que podem consumir, que alimentos podem e não podem comer. Por isso, penso que existe a perceção de que a gravidez é uma fase muito frágil e delicada e que temos de ser muito protectoras e conscientes do que se aproxima do feto em desenvolvimento, e penso que isso, juntamente com a desconfiança geral [em relação às vacinas e à investigação sobre as vacinas], faz com que as pessoas sintam que "oh, não devo tomar...". Não devo tomar medicamentos nem vacinar-me". Mesmo que não se baseie em qualquer investigação ou ciência, penso que ainda existe uma certa ideia sobre isso." (Kendall)

Relativamente à hesitação pessoal sobre as provas e a qualidade da investigação sobre vacinas, Shannon afirmou: "Há todo um outro aspeto [na investigação sobre vacinas]. Quando estava na prática, costumava questionar-me sobre como apresentar isto [a investigação], porque sabemos quais são as directrizes, mas ao mesmo tempo pensamos 'mas há uma revisão sistemática que, na verdade, [...] é do tipo uau, esta é a recomendação, mas tenho de vos dizer que há todo um conjunto de provas que não apoia isto, por isso é como um ciclo interminável.A falta de confiança pessoal e a confusão acerca da investigação sobre vacinas a que as parteiras podem aceder também foram citadas como factores que levam a uma luta interna com a recomendação na prática.

A ambivalência influencia a sua prática, limitando a capacidade das parteiras para fazerem recomendações confiantes apoiadas por investigação sólida. As parteiras manifestaram a sua preocupação com o facto de algo poder ser recomendado e considerado seguro hoje, mas a investigação poder ser contraditória amanhã e de, enquanto prestador de cuidados de saúde, ter de optar por defender na prática uma investigação incerta. As parteiras envolvidas neste projeto de investigação também manifestaram ceticismo quanto à autenticidade e veracidade da investigação disponível ao público e questionaram a intenção subjacente às fontes de informação fornecidas ao público. É importante salientar que nenhuma das participantes se recusou a discutir ou desencorajou a toma de vacinas nas suas práticas individuais, mas manifestaram preocupação e desconforto por serem as únicas fornecedoras de informações e recomendações sobre vacinas nos casos em que a sua paciente não está a receber cuidados de outro profissional durante a gravidez. Uma participante disse: "Agora fico contente por não tomar a vacina [contra a gripe] ano após ano, porque me fazem pensar 'oh, talvez não... sabe...'". Mais uma vez, quando este tipo de investigação é publicado e se pensa "sabes, se calhar tinhas razão", é difícil recomendá-la a uma mulher grávida. (Marie), demonstra a ambivalência que surge entre os prestadores de cuidados de saúde quando são divulgados dados e investigação contraditórios e a forma como isso se reflecte na prática.

Os aspectos da qualidade da investigação foram considerados importantes pelos participantes e tendeu a haver uma correlação entre a qualidade da investigação disponível ao público e o nível de confiança em questões mais amplas, como a ciência, as vacinas, as empresas farmacêuticas e de vacinas, a investigação no domínio da saúde e o sistema de saúde canadiano no seu conjunto. Foi pedido aos participantes que partilhassem as suas fontes de informação preferidas no que respeita a actualizações, boletins informativos, orientações e informações sobre vacinas. As respostas mais comuns incluíram a Associação de Parteiras do Ontário, a Sociedade de Obstetras e Ginecologistas do Canadá, a Sociedade Canadiana de Pediatria, o Google, o Centro de Controlo de Doenças e a Organização Mundial de Saúde. Reconheceu-se, no entanto, que embora existam fontes fiáveis, há lacunas na informação. Como sugeriu Shannon, fontes fiáveis como o College of Midwives e a Association of Ontario

Atualmente, as parteiras não dispõem dos recursos e da informação necessários para responder às exigências da profissão,

"Há um... como temos um relatório anual, é uma espécie de relatório da faculdade e todas as faculdades o vêem e depois temos boletins informativos que são enviados e pode encontrar alguns deles no sítio Web. Mais uma vez, o nosso sítio Web é difícil de negociar, estamos cientes disso e está na lista de afazeres.... [...] é que os colégios foram criticados pelo Ministério por causa de toda esta iniciativa de transparência, que tudo tem de ser mais transparente e todo esse tipo de coisas, por isso os colégios estão agora a tornar as coisas [a informação] mais disponíveis, mas ainda estão um pouco atrasados." (Shannon)

De um modo geral, a perceção do público é de que a investigação científica sobre a vacinação (especificamente a vacina contra a gripe) na gravidez é limitada, o que leva as parteiras a questionar a segurança e a eficácia da investigação que supostamente deveriam estar a defender junto das suas pacientes. As parteiras expressaram uma sensação de desconforto ou ambivalência quanto ao apoio às recomendações para a vacina contra a gripe, dada a falta de investigação científica sólida e aprofundada. Os resultados sugerem que há poucas oportunidades para discussões sobre escolhas informadas entre o profissional médico e o paciente, uma vez que nenhuma das partes se sente suficientemente informada sobre a vacina. Este facto realça a forma como o KAB, e mais especificamente a componente de (falta de) conhecimento, pode ter impacto nas práticas e comportamentos das parteiras.

A vacina contra a gripe é vista como distinta de outras vacinas

Este projeto de investigação visava também determinar se a hesitação em vacinar estava especificamente ligada à vacina contra a gripe ou se podia ser generalizada a todas as vacinas recomendadas (MMR, Tdap, hepatite C). As perguntas da entrevista foram formuladas para explorar as percepções das vacinas em geral, bem como para aprofundar

a questão da vacina da gripe em particular. Verificou-se que existe uma hesitação e um

mal-estar geral em relação à vacina da gripe que não é tão prevalecente como no caso das

vacinas mais conhecidas (como a tríplice viral e a tidap). Explicado por Marie :

"O problema é que a vacina da gripe, e é por isso que não a tomo, não é uma estirpe
única. O problema é que a vacina contra a gripe não é uma estirpe única contra a qual se
possa dizer 'ok, vou estar totalmente protegido contra esta estirpe', por isso é uma questão
de sorte, é o melhor palpite que fazem sobre a estirpe que anda por aí. Por isso, pode
receber esta vacina e ela pode não o proteger contra a estirpe a que vai estar exposto. As
complicações são o que são e se as quisermos evitar, é isso que temos de fazer" (Marie).

O segmento de texto acima, juntamente com outras declarações feitas durante as

entrevistas, sugere que as parteiras se sentem mais à vontade para dar recomendações e

até administrar as vacinas mais estabelecidas e fiáveis, como a da hepatite C e a tríplice

viral, que foram incorporadas na formação e na prática. As perspectivas e experiências

partilhadas pelos participantes apontam para um problema mais vasto no nosso sistema de

saúde, na medida em que a hesitação e a desconfiança em relação à vacina da gripe

existem mesmo entre os nossos prestadores de cuidados de saúde, cuja responsabilidade é

promovê-la e recomendá-la. Tal como as parteiras envolvidas neste projeto de

investigação indicaram, não estão a ter um papel ativo no início das discussões sobre a

vacina da gripe com os seus clientes ou na incorporação de discussões anuais sobre a

vacina da gripe, como fariam com outras vacinas que estão mais estabelecidas na prática

da obstetrícia. Embora as apreensões sobre a eficácia e a segurança da vacina contra a

gripe expressas pelos participantes sejam preocupantes, só se tornam um problema de

saúde pública quando essas preocupações influenciam as discussões e as práticas de

recomendação entre os prestadores de cuidados de saúde.

Além disso, a qualidade e a quantidade de vacinas contra a gripe e a investigação no domínio da saúde são uma componente central do aspeto K (conhecimento) da abordagem do ABC e também influenciam as ABB (atitudes, crenças e comportamentos) dos prestadores de serviços. A medida em que a hesitação em relação à vacina está relacionada com a vacina da gripe em particular, por oposição à hesitação em relação a todas as vacinas recomendadas durante a gravidez, deve ser investigada mais aprofundadamente. Verificou-se que as atitudes, crenças e comportamentos dos profissionais são influenciados não só pela investigação e informação disponíveis, mas também por factores sociais, geográficos e sistémicos, que serão discutidos mais adiante nesta análise.

Tema 3: Barreiras reais e percepcionadas que influenciam as práticas de discussão e recomendação das parteiras relativamente às vacinas

Um elemento central deste projeto de investigação foi centrar-se nas barreiras enfrentadas pelas parteiras de Waterloo-Wellington quando discutem e recomendam a vacina contra a gripe como parte da sua prática de rotina. Algumas das barreiras identificadas eram previsíveis, com base em investigações anteriores sobre a hesitação e a aceitação da vacina, mas continua a ser importante explorá-las mais aprofundadamente, uma vez que têm impacto nas práticas das parteiras. Os participantes foram capazes de explicar como e porquê estes factores podem resultar em obstáculos à discussão e recomendação de vacinas pelas parteiras.

Os obstáculos previstos estão presentes em todos os resultados (formação e educação, falta de informação)

Os resultados desta investigação evidenciaram uma série de obstáculos à integração das recomendações e discussões sobre vacinas na prática de rotina das parteiras do Ontário. O contexto social e histórico da obstetrícia no Ontário, e mais amplamente no Canadá, é parcialmente responsável pelo facto de as questões relacionadas com as vacinas não estarem integradas na prática da obstetrícia. A formação e a educação das parteiras, ou a falta delas, foram exploradas para determinar de que forma influenciam a sua prática habitual de recomendação de vacinas. Uma vez que todas as parteiras referiram a falta de formação e de programas de vacinação, os resultados consistentes sugerem que as parteiras do Ontário não estão a receber formação suficiente ou nenhuma formação na promoção e adoção de vacinas maternas. Os dados apresentados no contexto deste artigo demonstram que a atual formação das parteiras do Ontário reflecte uma época em que o sistema de saúde pretendia manter as parteiras separadas dos outros prestadores de cuidados de saúde. O projeto de investigação demonstra, com sucesso, como isto pode ter um impacto na formação da abordagem de KABB dos prestadores de cuidados quando se trata de integrar na prática o que é visto como intervenções mais medicalizadas, como a imunização. Por conseguinte, é possível alterar estas percepções e práticas.

Quando questionadas sobre o âmbito da prática das parteiras, a maioria descreveu-o como limitado, ou pelo menos mais limitado do que o de outros prestadores de cuidados de maternidade. As principais diferenças no âmbito da prática entre os prestadores de cuidados incluíam a capacidade de prestar cuidados pós-parto (após 6 semanas), a capacidade de administrar vacinas e prescrever medicamentos, incluindo antibióticos, juntamente com a logística do alargamento do âmbito da prática para incluir a imunização. Ao considerarem a expansão do âmbito de atuação das parteiras, os participantes reconheceram os desafios logísticos e de armazenamento da administração de vacinas. Um participante recordou

[Não é esse o problema. É a cadeia de vacinas, a cadeia de frio, que é complicada. Assim, podemos administrar a tríplice viral e a hepatite B no hospital e elas estão no frigorífico do hospital. Mas não poderíamos fazer isso aqui, porque teríamos de ter um frigorífico regulado pela saúde pública, e depois as vacinas teriam de chegar e teríamos de estar atentos às datas de validade. Não teríamos a vacina connosco e não interessaria se podíamos ou não fazê-lo, porque não o faríamos. Quem é que iríamos vacinar?" (Lisa)

Os participantes indicaram que não são informados das recomendações e actualizações importantes sobre vacinas e sentem que o público em geral também não está a receber estas informações importantes. Para além da falta de conhecimentos básicos sobre vacinação enquanto prestadores de cuidados de saúde, muitos participantes expressaram confusão e inconsistência relativamente às fontes de informação para a comunidade de parteiras. Quando questionada sobre as fontes de informação e a sua propriedade, Kendall afirmou: "Penso que está algures por aí, porque tenho a certeza de que já o vi antes, mas não sei se é suficientemente fácil para eu pesquisar no Google, mas seria bom ter uma tabela que listasse.... De certeza que existe. Mas acho que seria útil tê-la. (Kendall) Demonstrando que a informação disponível para as parteiras é muitas vezes confusa, contraditória ou de difícil acesso, não é utilizada em todo o seu potencial, se é que o é, pelas parteiras. Como resultado, as parteiras de Waterloo são frequentemente confrontadas com a necessidade de divulgar a investigação por si próprias e de fazer juízos pessoais sobre a validade e a qualidade dos resultados, pelo que têm menos probabilidades de iniciar debates sobre vacinas e de fazer recomendações.

Obstáculos sistémicos (continuidade dos cuidados, normas e directrizes criadas pelos órgãos de gestão, obstáculos e desafios sentidos)

Quando lhes foi pedido que recordassem a sua formação e educação relativamente a vacinas, práticas de vacinação, protocolo de vacinas ou discussões sobre vacinas, alguns recordaram uma discussão ou interação sobre vacinas durante a sua formação ou colocação no seu primeiro ano de prática, mas nenhum recordou que a vacinação tivesse feito parte do seu currículo. Uma das participantes no estudo era uma recém-inscrita [há menos de um ano na prática] e tinha uma melhor recordação da formação e educação que tinha recebido. Quando lhe perguntaram, ela tinha a certeza de que "não foi muito abordado na nossa formação e eu diria que não. Não. Acho que talvez o tema de que falaríamos seria a vacina contra a hepatite para recém-nascidos de risco. (Sarah) Kayla recebeu formação como parteira no estrangeiro e partilhou que, na sua experiência, as discussões sobre vacinas não foram abordadas na sua formação, tanto quanto se lembra, e, de facto, recorda-se de uma cultura prevalecente de desconfiança em relação às vacinas no sistema em que recebeu formação. Ela descreve o sistema como "não integrado" em termos de trabalho com outros prestadores de cuidados de saúde e diz que "não houve muita discussão sobre isso [vacinas ou vacinação]" durante a sua formação de parteira (Kayla). Kayla referiu que os seus conhecimentos e atitudes em relação à imunização tinham mudado como resultado da sua formação no Canadá como parteira, demonstrando que é possível mudar positivamente os conhecimentos e atitudes em relação à imunização entre os prestadores de cuidados, mesmo depois de estarem integrados no sistema de saúde e de maternidade. Quando se pediu a uma participante que recordasse a sua formação em vacinas, a sua resposta suscitou a seguinte discussão:

Sara: A minha memória. Não me lembro de ter falado muito sobre isso durante a minha formação, o que não quer dizer que não o tenha feito, só não me lembro de ter sido um tema importante. Sei que houve algumas parteiras que me formaram, não como parte do meu programa de ensino universitário, mas as parteiras que me formaram pessoalmente. Portanto, está a trabalhar numa clínica de obstetrícia como estudante, um pouco como numa residência ou num estágio.

Entrevistador: Exato, então uma espécie de estágio ou residência?
Sara: Sim. Sei que algumas delas eram provavelmente um pouco mais hesitantes em relação às vacinas, pelo que provavelmente aprendi um pouco disso enquanto estudante, mas penso que rapidamente, enquanto parteira em exercício, não me senti à vontade com essa abordagem, pelo que não me lembro especificamente do que me ensinaram enquanto estudante, mas sei que penso que isso mudou um pouco à medida que fui exercendo a minha atividade enquanto parteira em exercício.

Esta discussão é consistente com a experiência de Kayla [a participante com formação internacional] e ilustra que a formação e a educação podem ter um impacto significativo nas práticas e percepções, mas que é possível mudar essas percepções. Também reflecte a literatura ao demonstrar que esta lacuna sistémica na formação e educação dos prestadores de cuidados de maternidade na promoção e recomendação de vacinas está presente noutros sistemas a nível mundial. No entanto, os participantes representados nesta investigação estão optimistas quanto ao facto de a sua ambivalência e relutância em fornecer recomendações fiáveis e até mesmo em administrar vacinas no futuro poderem ser atenuadas se forem implementadas na sua prática uma educação e formação adequadas.

Continuidade dos cuidados: Monitorização das vacinas e dos cuidados relacionados com as vacinas

É importante considerar a integração e a coerência dos cuidados de maternidade com cada prestador individual, bem como entre prestadores. Isto significa que a continuidade dos cuidados deve ser mantida na prática da parteira, tanto a nível interno como externo. Em termos da sua prática individual, as participantes falaram da importância da obstetrícia para proporcionar às mulheres consistência e continuidade ao longo da gravidez ou mesmo ao longo do tempo, no caso de gravidezes múltiplas.

"Uma das coisas mais importantes que oferecemos é a continuidade dos cuidados. Conhecer o seu prestador de cuidados é um pouco diferente quando se tem vários prestadores de cuidados de saúde de serviço noutras áreas. Nesse caso, pode não ter conhecido ninguém durante toda a duração dos seus cuidados ou pode ter conhecido apenas uma pessoa e ela não estar de serviço ou de plantão na altura do parto [...]" (Chleo).

Chleo explicou como é que a continuidade dos cuidados é assegurada na sua prática

pessoal:

"A minha parceira parteira e eu, diria que temos uma perspetiva muito semelhante no que diz respeito à nossa abordagem aos cuidados, por isso tenho a certeza de que a discussão que tive, ela teria tido de uma forma muito semelhante com os clientes. Depois, em termos de elementos de comunicação, para garantir que a pessoa seguinte sabe que discutimos estes assuntos, temos uma espécie de lista de verificação. Anotamos uma determinada discussão e o dia em que teve lugar. Assim, alguém pode pensar e olhar para a nossa lista de coisas que aconteceram e dizer "oh, ok, isto foi discutido". E se acharem que se trata de um tópico particularmente importante ou se tiverem outras perguntas, também podemos registar que têm perguntas, que querem explorar mais o tópico, e eu posso começar a visita dizendo "oh, estou a ver que discutiu isto na sua última consulta, fez algum acompanhamento ou o que pensou depois dessa discussão". "(Chleo)

Um prestador de cuidados consistente durante toda a gravidez é essencial para criar

confiança e fornecer recomendações relevantes, particularmente quando se trata de

decisões de saúde complexas e controversas, como as vacinas. As parteiras participantes

reconhecem que, enquanto prestadoras de cuidados de maternidade, e muitas vezes as

únicas prestadoras de cuidados ao longo da gravidez, a construção de uma relação de

confiança e de longo prazo com as pacientes é essencial para uma prática eficaz e para

responder às preocupações das pacientes.

Além disso, os participantes foram questionados sobre a sua relação e nível de

comunicação com outros prestadores de cuidados de maternidade com quem trabalham na

comunidade, incluindo obstetras, ginecologistas e médicos de família. Nenhuma falou de questões pessoais ou filosóficas relacionadas com as abordagens aos cuidados das mães ou dos seus bebés, mas o que emergiu foram lacunas ou áreas em que a comunicação entre os diferentes prestadores de cuidados de saúde e de maternidade era deficiente. As parteiras referiram que a lacuna mais significativa na continuidade dos cuidados estava relacionada com a comunicação de informações sobre imunização e cuidados pós-parto entre os prestadores e as clínicas. Isto foi particularmente relevante quando se tratou da transferência e comunicação dos registos de imunização das pacientes com as parteiras do Ontário. Quando questionada sobre o seu conhecimento acerca da vacinação de uma paciente durante a gravidez (que teria recebido de uma enfermeira de saúde pública, farmacêutico ou médico de clínica geral), uma participante explicou: "Sim, acho que sim. Humm, é difícil dizer. Elas não dizem logo se o vão fazer ou não [tomar a vacina]. Damos-lhes sempre o calendário de vacinação na consulta das seis semanas e dizemos-lhes para irem ao médico de família, mas eles não dizem espontaneamente se o vão fazer" (Kayla). (Kayla) Este ponto foi reforçado por Sarah, que explicou: "Mas eu sei que não sabemos o que eles acabam por fazer... não é que o médico de família nos envie uma nota a dizer 'sim, fulano veio ver-me e foi vacinado'. Quer dizer, seria ótimo, eu adoraria, mas não é o caso. (Sarah)

A falta de comunicação entre os prestadores de cuidados de saúde é uma lacuna no modelo de cuidados para as mulheres grávidas. A falta de comunicação e de cuidados deixa espaço para erros humanos e permite que os indivíduos sejam negligenciados, normalizados e desprotegidos contra a gripe e outros vírus evitáveis. As parteiras explicaram que, se recebessem informações médicas consistentes e exactas e o historial das pacientes em cada consulta, o que deveria incluir a tomada de vacinas, estariam mais bem preparadas para abordar questões de saúde importantes durante as consultas. Em alguns casos, a responsabilidade é deixada ao indivíduo (a mulher grávida) para saber quando perguntar sobre as vacinas recomendadas, para pedir para receber as vacinas e para informar todo o pessoal médico necessário (ou seja, o pessoal médico do hospital, o pessoal médico do hospital e o pessoal médico do hospital).

parteiras) que ela recebeu uma vacina. De acordo com as parteiras entrevistadas para o estudo, sem um sistema adequado para identificar quem é responsável por iniciar as discussões sobre a vacina, recomendar, administrar e registar as informações sobre a vacina, é provável que se percam oportunidades. Estes esquecimentos podem levar a um aumento do risco de as mulheres grávidas e os seus fetos contraírem a gripe devido à falta de proteção, o que pode levar a complicações durante a gravidez e o parto.

gripe.

Ao falarem sobre as suas experiências no sistema de cuidados de maternidade do Ontário, os participantes puderam destacar outros erros e deficiências comuns com que se deparam na prática:

"Já vi secretárias de médicos de família cometerem o erro de os marcar antes [das consultas de vacinação]... mesmo que seja por um dia ou dois e eles não podem ser vacinados a não ser que tenham literalmente dois meses de idade. Por isso, apenas verificamos na consulta de alta, que é a consulta de um mês ou a consulta de alta, que foi marcada uma consulta de seguimento e que a ideia da vacinação foi discutida. Não os incentivamos a vacinar-se, mas perguntamos-lhes se o vão fazer ou não, e escrevemos uma carta ao médico de família para que ele tenha conhecimento do que dizem. "(Marie)

Estes erros e lacunas na comunicação e nos cuidados podem afetar a adesão e sugerem que existe confusão no sistema sobre quem é responsável por falar com as mulheres grávidas sobre a vacinação durante a gravidez. Os participantes também falaram das dificuldades associadas às barreiras linguísticas e aos conhecimentos de saúde entre pacientes de diferentes culturas, e sugeriram que

"Uma ferramenta útil para o futuro é o facto de estarmos a tentar informar melhor as pessoas, analisando o material de apoio que podemos fornecer. Como prestadores de cuidados de saúde, podemos ter os conhecimentos necessários para discutir estas questões, mas quando se trata de responder às perguntas das pessoas ou de lhes fornecer mais informações, seria bom ter alguns folhetos ou poder encaminhar as pessoas para material educativo um pouco mais abrangente. Seria bom dispor de algumas brochuras ou poder remeter as pessoas para material didático um pouco mais adequado ao seu nível de educação. Portanto, é uma questão de apresentar as coisas de uma forma simples, para que não sejam demasiado confusas" (Chleo)

À questão de saber se e como a discussão, a recomendação e mesmo a administração de vacinas poderiam

Todos os participantes concordaram que se sentiriam confortáveis com esse alargamento e consideraram que poderia ser facilmente concretizado. Foram apresentadas algumas recomendações sobre a forma de o conseguir. Lisa partilhou as seguintes ideias:

"Se eu pensar nisso [recomendação], mas sim, é porque, porque é, eu concentro-me mais na fase da gravidez do que na fase do ano. Não tenho uma caixa para assinalar para a vacina da gripe. Não há nenhuma caixa de seleção nos formulários pré-natais, por isso não é algo que as pessoas que escreveram os formulários pré-natais tenham achado necessário assinalar. Há coisas como exercício físico, prestadores de cuidados infantis, aulas pré-natais e circuncisão. Portanto, estas são caixas a assinalar, mas a vacina contra a gripe não é uma caixa a assinalar. Por isso, podíamos substituir a circuncisão pela vacina da gripe, seria perfeito." (Lisa)
[Ver Apêndice J para uma cópia dos formulários pré-natais.]

Este resultado é interessante, uma vez que os conhecimentos (K), as atitudes (A) ou as crenças (B) não estão necessariamente ligados ou influenciam o comportamento (B). Esta investigação permitiu-nos observar que a base de conhecimentos e o sistema de crenças de um indivíduo, neste caso em relação à vacinação, nem sempre se reflectem nas suas práticas enquanto prestador de cuidados de saúde.

Este projeto de investigação considerou especificamente os aspectos contextuais e experimentais das práticas de obstetrícia na área de Waterloo-Wellington. Os elementos culturais foram tidos em conta através da exploração da população menonita na área circundante e da incorporação de perguntas de entrevista para explorar especificamente estes aspectos em relação às práticas de gravidez e imunização através de parteiras que prestam cuidados pré-natais. A consideração do contexto cultural é importante para os comunicadores de saúde, uma vez que o seu papel é envolver-se com grupos sociais, as suas práticas e a sua compreensão da saúde(69). Esta compreensão da cultura é crucial se quisermos envolver-nos com as comunidades de uma forma significativa para negociar a mudança(69).

Factores contextuais e experimentais que moldam o CBAS das parteiras participantes

Vários participantes recordaram memórias e experiências de epidemias e pandemias anteriores, bem como outros factores persuasivos que demonstram a importância de incentivar a toma de vacinas, em especial durante a gravidez. Os participantes mencionaram acontecimentos mais recentes, como a pandemia de gripe H1N1 de 2009, que afectou diretamente as mulheres grávidas no Canadá, bem como epidemias históricas, como a poliomielite. Uma participante recordou a sua experiência da epidemia de 2009: "[...] quando o H1N1 saiu e toda a gente estava a ser vacinada, falei com cada um dos meus clientes e encorajei-os a serem vacinados, só porque era algo muito importante e havia mulheres [...] isto foi quando eu estava a trabalhar na ВИИ- Е

havia mulheres na nossa comunidade que estavam realmente doentes por causa disso. "
(Kayla) Esta participante mostrou que ver em primeira mão o impacto da doença na sua
comunidade e o risco que representava para as suas pacientes (mulheres grávidas) era uma
fonte de preocupação. Esta experiência levou-a a alterar as suas práticas de
encaminhamento para "encorajar" todas as pacientes a serem vacinadas.

Ao analisarmos outras doenças evitáveis e as respectivas vacinas, podemos
recorrer ao exemplo da poliomielite. Uma participante partilhou a sua experiência
esclarecedora de se aperceber da importância da vacinação após uma conversa com uma
parteira que se lembrava da época em que a poliomielite era prevalecente. Ela lembra-se
de que

"Diria que tenho sido relativamente consistente [nas suas opiniões sobre a
vacinação]...[...] e foi muito interessante ouvir uma das parteiras que se lembrava desses
dias e que disse que estavam desesperadas para fazer fila para a vacina se isso significasse
evitar esta doença, porque tinham visto como era [a poliomielite]. E para mim,
ingenuamente, estamos numa geração em que não vemos nenhuma destas doenças.
"(Marie)

Quando questionada, explica que esta discussão a levou a refletir sobre a importância da

vacinação contra outras doenças, como o sarampo:

"Investigador: Nunca o experimentámos, nunca o vimos.
Marie: Exatamente. E até certo ponto, quando lemos a descrição do sarampo, tudo o que
nos vem à cabeça é: "Já tive varicela, não foi assim tão mau", mas quais são os riscos de
complicações, bem, são mínimos. Esta vacina não se aplica obviamente à nossa
população, mas fez-me perceber que ninguém quer apanhar herpes-zóster e que é
realmente horrível de apanhar: é verdade, é verdade. E se a pudermos evitar, porque não
havemos de o fazer?
Marie: Exatamente. Isso mudou o meu estado de espírito e disse a mim própria que evitar
a doença talvez não fosse uma ideia assim tão má, apesar de ser uma doença que não pode
ser evitada. Quer dizer, não se está à espera de morrer, mas porque é que se há-de querer
fazer o filho sofrer durante uma semana, vários dias, duas semanas, seja qual for o
período, se se pode evitar? É por isso que eu diria que a minha perceção das coisas
mudou. "

As referências dos participantes a acontecimentos históricos (como as epidemias de H1N1 e de poliomielite) indicam o impacto das situações de alto risco nas atitudes e crenças actuais das parteiras e a forma como as parteiras foram sensibilizadas para estas questões.

as lições aprendidas com essas experiências são traduzidas em práticas futuras de discussão pessoal sobre vacinas. Os participantes que se referiram a esses eventos admitiram que foi somente após uma experiência pessoal traumática ou uma epidemia de grande escala que se iniciou uma mudança pessoal no KABB. Em alguns casos, mas não em todos, uma mudança de perspetiva sobre o tema da vacinação, desencadeada por um evento ou interação significativa, foi suficiente para influenciar uma mudança de ponto de vista profissional e/ou pessoal. Isto demonstra a relevância de ter em conta o ambiente social e contextual em que os prestadores de cuidados de saúde operam quando realizam investigação.

População menonita de Waterloo-Wellington

É de notar que nenhuma das parteiras entrevistadas se identificou como menonita. As parteiras participantes que prestam cuidados pré-natais a mulheres grávidas menonitas e às suas famílias na zona rural de Waterloo-Wellington foram convidadas a partilhar as suas experiências de trabalho e de prestação de cuidados a esta população diversificada. Os participantes foram questionados sobre as suas práticas e experiências pessoais com pacientes menonitas através de perguntas abertas, de modo a não serem orientados ou influenciados pelo entrevistador. Todos os participantes que cuidavam ou tinham cuidado de pacientes menonitas e que podiam falar sobre a sua abordagem aos cuidados de saúde e à gravidez foram convidados a partilhar as suas experiências. As experiências dos doentes menonitas eram semelhantes, mas as histórias e os pormenores específicos eram únicos.

O modo de vida menonita é muito diferente do da população urbana ou "inglesa" que predomina na zona de Waterloo-Wellington. Um participante descreveu o seu estilo de vida da seguinte forma:

"Penso que se trata de um grupo demográfico mais saudável do que o resto dos clientes que servimos. Penso que nenhum deles tem um trabalho de escritório sedentário. Todos eles fazem trabalho físico, comem alimentos que cultivam nas suas hortas, passam muito tempo ao ar livre e parecem ser um grupo realmente robusto e saudável. Não que não corram o risco de contrair gripe, muito pelo contrário. Mas penso que provavelmente estão um pouco mais afastados, um pouco mais desligados de coisas como a gripe, que podem levar à hospitalização. (Marie)
O modo de vida menonita e a sua influência nas escolhas de saúde reflectem-se na saúde

geral da população, como indicam as parteiras que cuidam dela.

Os indivíduos da cultura menonita podem ser descritos como não intervencionistas na sua abordagem ao autocuidado. Esta abordagem aos cuidados de saúde pessoais reflecte-se nas respostas dadas pelas participantes, que observam os hábitos das suas pacientes menonitas durante o período de gravidez. Prestando frequentemente cuidados ao longo de vários anos e com gravidezes múltiplas, as parteiras expressaram que conseguiram desenvolver uma compreensão da sua abordagem não interventiva aos cuidados. Uma parteira partilhou a seguinte perceção, baseada na sua experiência individual com pacientes menonitas:

"Descobri que, se fossem da velha guarda, estavam certamente menos inclinados a fazer alguma coisa [em relação à vacinação]. Não faziam necessariamente ecografias, acreditavam piamente no que sea sera... e não me lembro de nenhum deles ter sido vacinado. Quando se pensa em muitos deles, bem, eles andavam a cavalo e de charrete, por isso fazíamos um dia inteiro de visitas ao domicílio para os ir ver, humm. por isso acho que não. As pessoas que frequentemente acediam aos cuidados eram as que tinham filhos com complicações. [De resto, não eram nada interventivos nesse aspeto. Já era difícil para algumas delas, com menos opções, sabe, se vemos uma pessoa normalmente, às vezes três vezes, quando ela está grávida de vinte semanas, temos sorte se a virmos uma vez. "(Marie)

Outro participante comentou as tendências na tomada de decisões e nos cuidados.

que viveu como parteira na zona rural de Waterloo-Wellington, Ontário:

"Menonitas? Sim, estão muito mais bem integrados socialmente, dão muita importância ao que as suas mães e irmãs lhes dizem e tendem a fazer as coisas de forma mais simples e natural do que os outros. Que mais posso dizer? Tendem a ser bastante pragmáticos e geralmente fáceis de cuidar em termos de.... O tempo passado com elas tende a ser produtivo e, sim, são bastante fáceis" (Kayla).

A abordagem à saúde e a influência cultural e histórica reflectem-se nas práticas de cuidados de saúde partilhadas pelos participantes no estudo. A parteira Sarah, que tem um grande número de participantes menonitas, disse: "Sim, mas será que os clientes apoiam totalmente as vacinas? Eu diria que trabalho numa comunidade onde há um grande grupo de clientes, talvez 30 ou 40%, que não vacinam os seus filhos por rotina e não participam em quaisquer práticas de imunização de rotina." (Sarah) Dado o impacto do modo de vida menonita em questões importantes de saúde pública, como a vacinação, é possível estudar a influência de factores culturais, históricos e comunitários nas atitudes, crenças e decisões sobre a vacinação nestas comunidades.

Tal como na sua abordagem dos cuidados de saúde gerais, as parteiras participantes explicaram que

Os menonitas da zona de Waterloo-Wellington, a quem prestam cuidados pré-natais, adoptam uma abordagem mais minimalista dos cuidados na gravidez. Uma participante explicou a sua interpretação de

A abordagem menonita da gravidez que ela normalmente encontra no segmento seguinte;

Provavelmente, no geral, sentem-se mais à vontade com intervenções mais ligeiras e penso que também... e talvez "à vontade" não seja a palavra certa, mas aceitam melhor o facto de que algumas coisas estão fora do nosso controlo e penso que isso vem de uma perspetiva religiosa ou de fé. Por exemplo, dirão: "Será que quero fazer toda esta ecografia se não houver nada que possamos fazer para alterar o resultado, então não é necessariamente uma informação útil para mim e pode ser apenas mais stressante", ao passo que outros doentes dirão: "Se houver absolutamente tudo o que eu possa fazer para obter mais informações e talvez alterar o resultado, então quero fazer tudo o que puder". Por isso, provavelmente, adoptam uma abordagem diferente e eu diria que têm ou parecem ter mais confiança em si próprias e no processo reprodutivo. Têm uma abordagem mais descontraída e confiante, geralmente não estão demasiado ansiosas em relação ao parto, geralmente não estão demasiado ansiosas em relação a ter um novo bebé e parecem seguir o fluxo com bastante facilidade. Penso que isto resulta de um verdadeiro sentimento de confiança ou de facilidade em saber que "sim, é isto que o nosso corpo deve fazer e é assim que funciona". Elas parecem sentir-se confortáveis com isso" (Kendall).

A abordagem adoptada pelos menonitas, tal como descrita acima, implica que as parteiras

são muito menos

As mulheres menonitas estão menos envolvidas nas gravidezes das suas pacientes

menonitas do que nas das suas pacientes comuns. Isto também significa que é menos

provável que façam perguntas à parteira sobre coisas que seriam consideradas

intervenções médicas, como a vacinação. No entanto, um participante sugeriu que um

paciente menonita poderia estar mais disposto a discutir tópicos sensíveis e privados de

cuidados de saúde com uma mulher, permitindo que os profissionais de obstetrícia

atraíssem grupos minoritários que procuram cuidados culturalmente mais sensíveis.

Referindo-se aos serviços e intervenções específicos que os pacientes menonitas utilizam,

outro participante explicou

"Não é frequente, mas com os menonitas... absolutamente [referindo-se a passar por uma gravidez sem acesso a certos aspectos dos cuidados]. Se fizeram as análises de sangue no serviço público de saúde na primeira gravidez, é frequente recusarem-nas depois, o que faz sentido, porque depois disso estão numa relação monogâmica e comprometida com a mesma pessoa, sabem que nada vai mudar, porque é que eu havia de fazer isso outra vez? Mesmo que façam uma análise ao sangue, não é uma injeção extra, mas continua a ser uma informação que não consideram necessária. Por isso, quando falamos com eles, não sei quantos deles fazem necessariamente o exame de saúde do bebé da mesma forma que a população que sirvo agora [...]" (Marie).

E deu o seguinte exemplo: "Disse a mim própria: sim, estou grávida, vou dar uma olhadela".

quando eu tiver 20 semanas, porque o que é que vão fazer? Já sabe a informação, não vai fazer uma ecografia, não vai fazer isto ou aquilo. Você

Já houve pessoas que se recusaram a fazer análises ao sangue" (Marie).

Foi perguntado aos participantes se podiam falar sobre a sua experiência com as vacinas.

Os participantes também partilharam as suas discussões com as suas pacientes menonitas durante a gravidez. Os participantes partilharam interacções e experiências semelhantes com os seus pacientes quando discutiram e recomendaram vacinas, incluindo a tríplice viral, a hepatite B e a gripe. Alguns participantes que trabalham mais de perto com

Os doentes menonitas puderam partilhar experiências mais aprofundadas, mas todos os participantes tinham trabalhado com doentes menonitas em algum momento das suas carreiras e puderam partilhar as suas opiniões sobre o assunto. Sarah,

que tem uma maior proporção de doentes menonitas, partilhou o seguinte:

"Diria que, de um modo geral, vacinam menos do que os meus clientes do Reino Unido. Mas isso não significa, eu nunca diria que, como grupo, eles não vacinam de todo, porque de certeza que não o fazem. Eles vacinam os seus filhos... lamentam. Alguns Menonitas da Antiga Ordem vacinam os seus filhos, outros não. E eu nunca poderia olhar para uma família ou falar com ela e dizer-vos se vacinam ou não os seus filhos. Não creio que a vacina contra a gripe seja algo que eles façam. Eu diria que as vacinas das crianças são, na maioria das vezes, apropriadas para elas. Muitas mulheres, a maioria das mulheres, diria eu, são imunes à rubéola, pelo que parece que a maioria das mulheres é vacinada contra a hepatite B. Não creio que sejam vacinadas contra a hepatite B. Também não fazem parte do sistema escolar público e as vacinas que tomamos na escola podem não estar a ser administradas... mas, sinceramente, não sei muito sobre todas estas vacinas e quando são administradas às crianças" (Sarah).

Um participante especulou sobre a razão pela qual a adoção da vacina contra a gripe

talvez não seja tão elevado na população menonita ou porque é que os doentes que se identificam como menonitas

podem não estar a fazer perguntas sobre a vacina da gripe. Ela salienta que

"Em termos de vacinação em particular, não posso dizer, penso que a maioria faria vacinações de rotina. Não o fiz, pelo menos nas nossas comunidades menonitas, há uma série de tipos diferentes de menonitas, por isso estou a falar principalmente dos que vemos. Eu diria que a maior parte deles toma as vacinas de rotina para os filhos, mas a maior parte não toma a vacina da gripe. Por alguma razão, e talvez seja apenas uma questão de tempo, ainda não nos infiltrámos para lhes mostrar que a vacina da gripe também é benéfica" (Kendall).

O comentário acima refere-se aos desafios que as parteiras podem enfrentar quando trabalham com pacientes menonitas (ou pacientes de outras minorias culturais) que têm conhecimentos limitados fora do seu grupo cultural. Por conseguinte, o envolvimento das parteiras com os pacientes menonitas e a sua abordagem a discussões importantes são influenciados pelo nível de conhecimentos culturais e médicos dos pacientes que servem.

É de notar que toda a informação acima se baseia nas interpretações e percepções pessoais dos participantes e que não foram recolhidos dados sobre os níveis de aceitação ou vacinação entre a população menonita. No entanto, estes resultados fornecem informações valiosas sobre as abordagens e interacções quotidianas que ocorrem no sistema de saúde materna no Ontário e que afectam e explicam a aceitação da vacina entre os grupos culturais e religiosos rurais e minoritários no Canadá.

Clientes rurais e serviços de saúde

Muitos dos participantes entrevistados vivem, trabalham e/ou prestam serviços a pacientes que vivem em zonas rurais ou remotas da região de Waterloo-Wellington. Isto dá-lhes a oportunidade de dar uma ideia de alguns dos desafios únicos associados à prestação de cuidados de maternidade numa área onde a utilização dos serviços de saúde é fortemente influenciada por factores de acessibilidade e conveniência. Além disso, a maioria dos seus pacientes que residem nestas zonas rurais em torno de Waterloo-Wellington identificam-se como menonitas e, por conseguinte, não têm acesso a transportes. Os participantes puderam partilhar as suas percepções do potencial impacto desta situação nos aspectos dos cuidados e da vacinação na população menonita que servem. Uma participante partilhou a sua experiência e perceção das dificuldades associadas ao estilo de vida rural e o impacto deste estilo de vida na utilização e acesso aos cuidados de saúde entre os seus pacientes menonitas.

"Sarah: Sim, eu diria que há algumas. Para as pessoas mais velhas, que têm muitas barreiras de transporte, e mesmo para os membros da comunidade menonita que não conduzem ou só têm um veículo e vivem na pobreza, não é prioritário ir à cidade para ir à farmácia e ser vacinado ou marcar uma consulta com o médico de família para ser vacinado contra a rubéola e esse tipo de coisas. Penso que as parteiras costumavam fazer os reforços MMR após o parto... Penso que costumávamos guardá-los na clínica e poder administrá-los, mas agora já não fazemos isso. Mas porque era demasiado complicado, por exemplo, em termos de controlar a temperatura do frigorífico e controlar tudo e garantir que... sabe, era demasiado". Investigador: É verdade. Portanto, é uma questão de conveniência.
Sara: Sim, penso que isso é muito importante. E o mesmo se aplica à gripe. As pessoas não vão fazer viagens extra à comunidade.
Investigador: É verdade, o que faz parte do desafio de um estilo de vida mais rural... é mais uma questão de conveniência e acessibilidade.
Sarah: Acessibilidade, isso é verdade. Sim, é verdade.

Os participantes indicaram que, se o seu âmbito fosse mais alargado, as barreiras à acessibilidade não seriam tão evidentes nas comunidades rurais. Por conseguinte, ao eliminar ou reduzir os obstáculos ao acesso, é possível prever alterações comportamentais, como o aumento das oportunidades de as pacientes das zonas rurais participarem em consultas pré-natais e em debates sobre as vacinas e a sua gestão.

Os prestadores de cuidados de saúde são a pedra angular da aceitação da vacinação pelo público. Têm de ser capazes de ajudar as pessoas a tomar decisões informadas sobre a sua saúde pessoal, o que inclui as escolhas de vacinação. Atualmente, não existe uma estratégia única para combater a hesitação em vacinar por parte dos prestadores de cuidados de saúde e das maternidades, mas compreender e atacar algumas das causas profundas é um bom começo. As conclusões importantes que podem ser retiradas deste projeto incluem a necessidade de reforçar a confiança (nos prestadores de cuidados de saúde e no sistema de saúde/investigação no domínio da saúde), de apoiar o papel dos prestadores de cuidados de saúde na vacinação e de melhorar a formação e o ensino das futuras parteiras. Estas acções conduziriam a melhorias a longo prazo nos cuidados de saúde, que serão discutidas mais pormenorizadamente na secção de discussão do presente documento.

Porque é que este estudo é importante?

O estudo explorou o KABB das parteiras para melhor compreender as suas práticas de discussão e recomendação relativamente à vacinação durante a gravidez. O estudo alcançou o objetivo de fornecer dados num contexto canadiano e abordou lacunas na obstetrícia que estão profundamente enraizadas na história e na regulamentação da obstetrícia, moldando a prática da obstetrícia no Ontário tal como a conhecemos hoje. Este estudo baseia-se e contribui para a literatura existente no domínio da saúde pública relativamente à relutância dos prestadores de cuidados de maternidade em discutir e recomendar vacinas às suas pacientes grávidas. Esta investigação baseou-se no quadro de domínios teóricos e considerou conceitos bem estabelecidos, como a confiança, o risco e a hesitação em relação às vacinas na análise. Este projeto de investigação explorou com êxito um conjunto diversificado de tópicos, incluindo os cuidados maternos e obstétricos relacionados com a recomendação e a discussão de vacinas, a hesitação e a utilização de vacinas entre as mulheres grávidas no Ontário e as práticas e percepções sobre vacinas dos menonitas na área de Waterloo-Wellington, através de perguntas de investigação bem formuladas que orientaram o guia de entrevistas e o processo de análise. Esta investigação é inovadora na medida em que é a primeira do seu género a empreender uma abordagem qualitativa para explorar especificamente o KABB das parteiras na região de Waterloo-Wellington relativamente a discussões e práticas sobre vacinas. Um outro aspeto subjacente ao projeto foi a consideração de um subconjunto culturalmente diverso da população que se identifica como menonita, uma população que não foi anteriormente investigada em relação ao seu PCBL em torno da vacinação na área de Waterloo-

Wellington.

Existe uma variedade de factores associados à hesitação em vacinar, mas não existe um algoritmo universal para determinar em que medida cada fator influencia o ACAB das parteiras, uma vez que a sua influência é complexa e específica do contexto, variando mesmo em função do tempo, do local e da vacina.(86) Verificou-se que a falta de recomendação de vacinas observada não se deve ao facto de as parteiras do Ontário não apoiarem ou recusarem a vacinação, mas sim a uma mistura de factores, que é única para cada indivíduo e está enraizada na história e na reinvenção da prática da obstetrícia. Verificou-se que a hesitação é menos frequente quando se discutem e recomendam vacinas mais estabelecidas que também são recomendadas durante a gravidez, o que indica que as políticas e intervenções de saúde pública devem concentrar os seus recursos na questão da vacinação contra a gripe especificamente durante a gravidez entre os prestadores de cuidados de saúde. As parteiras admitem que integraram a discussão das vacinas incluídas nas directrizes de obstetrícia de forma mais eficaz nas suas práticas de rotina e que a vacina contra a gripe poderia ser integrada da mesma forma se fossem tomadas medidas para remover as barreiras actuais. Os dados sugerem que a falta de discussão e recomendação de vacinas resulta frequentemente de barreiras individuais (hesitação pessoal em relação às vacinas) e sistémicas (fora do âmbito da prática, educação e formação, etc.).(12) A investigação cita obstáculos logísticos à recomendação e discussão das vacinas pelos prestadores de cuidados de saúde, tais como o reembolso inadequado, a falta de instalações de armazenamento e manuseamento das vacinas, a falta de tempo durante as visitas aos doentes e as preocupações com a responsabilidade civil, que também são atualmente limitadas pelo âmbito de prática das parteiras.(27) As parteiras de Waterloo-Wellington também referiram desafios e barreiras relacionados com aspectos como a logística da cadeia de frio e do armazenamento de vacinas, os direitos de prescrição e a inconsistência de recursos nas clínicas de obstetrícia. Em geral, os resultados do nosso estudo sugerem que as parteiras de Waterloo-Wellington enfrentam as mesmas barreiras sistémicas quando se trata de discutir e recomendar vacinas como parte da sua profissão.

As parteiras são uma população de estudo importante no âmbito do sistema de saúde materna canadiano, devido ao seu papel único no nosso sistema e à vantagem que isso lhes confere na prestação de conselhos de saúde consistentes e fiáveis às pacientes durante a gravidez.(8, 24, 26, 49) As parteiras têm uma influência considerável nas decisões das pacientes e, por conseguinte, têm a oportunidade de abordar questões de saúde pública e individual no seu campo. (8, 24, 26, 49) Além disso, as parteiras podem advogar em nome das suas pacientes e melhorar a saúde das mulheres e os cuidados centrados nas pacientes, um privilégio que lhes é concedido pela profissão de parteira. O consenso geral entre os participantes foi que a filosofia do modelo de cuidados de obstetrícia, que orienta os cuidados de obstetrícia, é diferente da abordagem convencional dos cuidados de saúde. No entanto, os participantes sublinharam o valor atribuído às recomendações feitas pelas parteiras e a forma como a relação entre a parteira e o paciente pode ser utilizada de forma produtiva quando se trata de intervenções de saúde, como a imunização e a promoção da saúde. (8, 24, 26, 49)

Os participantes falaram da oportunidade de reforçar o poder de influência das parteiras, que tem sido negligenciado até à data na investigação, educação e aplicações práticas. As respostas dos participantes sugerem que as parteiras devem ser utilizadas de forma mais eficaz como defensoras e prestadoras de cuidados de maternidade em programas e intervenções específicos, como a vacinação contra a gripe. Permitir que as parteiras sejam totalmente integradas em todos os aspectos dos cuidados de maternidade é essencial para se avançar para um modelo interprofissional de cuidados, mas primeiro precisamos de explorar de que forma o âmbito atual da obstetrícia cria uma barreira a este objetivo através de mais investigação qualitativa.

O papel das parteiras na vacinação de acordo com o TDF

A abordagem da parteira aos cuidados é descrita em normas e directrizes, apresentadas pela Association of Ontario Midwives e reguladas pelo College of Midwives of Ontario. No entanto, o papel das parteiras na sua rotina diária pode variar ou ser influenciado por muitos factores organizacionais e individuais.(79) De acordo com a TDF, o comportamento de um profissional de saúde pode ser influenciado por factores como a disponibilidade de provas, a sua relevância para a prática, a divulgação de provas e directrizes, a motivação individual, a capacidade de acompanhar as mudanças actuais, a clareza das funções e da prática e a cultura de práticas específicas de cuidados de saúde.(79) Alguns dos factores de influência que surgiram durante as entrevistas com oito parteiras em exercício incluíam as suas percepções e preconceitos pessoais, a formação que tinham recebido, as influências da clínica em que praticam e os direitos que lhes são concedidos pelo hospital a que prestam contas. Uma nova descoberta desta investigação é que, embora todos os factores acima referidos desempenhem um papel na formação dos

CCI das parteiras no Ontário, não determinam necessariamente os seus B(comportamentos) ou práticas de encaminhamento como prestadores de cuidados.

Os participantes sugerem uma falta de consistência e de protocolos ou directrizes oficiais disponíveis para ajudar as parteiras a lidar com a difícil tarefa de discutir vacinas com pacientes grávidas. A NACI e a Agência de Saúde Pública do Canadá (PHAC) têm recomendações claras que incluem as mulheres grávidas como um grupo de risco para receber a vacina contra a gripe, que tem sido recomendada para as mulheres grávidas desde 2007 (19, 23, 46), mas não há formação, directrizes, protocolos ou normas para as parteiras que as ajudem a abordar esta questão nas suas práticas diárias. Ao ler as actuais normas de cuidados e directrizes estabelecidas pelo College of Midwives of Ontario (CMO), pela Association of Ontario Midwives (AOM) e pela Canadian Association of Midwives (CAM), que regulam e regem a profissão de parteira, não se inclui o papel de discutir, recomendar e administrar a vacina contra a gripe (ver Anexo B).[th](42, 87) É importante considerar a queda e a reinvenção da obstetrícia ao longo do século XX e como isso explica, em parte, o facto de a vacinação ter sido deixada de fora do âmbito da prática de uma parteira quando as directrizes originais foram formuladas em 1994. Argumento que, desde essa altura, o papel exigido às parteiras no Ontário deveria ter evoluído a par das intervenções e iniciativas de saúde pública, mas que, em vez disso, fica atrás do resto do sistema de saúde, com directrizes e privilégios desactualizados que limitam o potencial da prática da obstetrícia no Ontário. Como resultado, as parteiras partilharam que, mesmo sendo formalmente treinadas e regulamentadas, a sua capacidade de compreender exatamente onde se "encaixam" no que diz respeito à adoção e promoção de vacinas, bem como o seu nível de conforto no apoio às recomendações, é afetada. Além disso, verificou-se que existe uma falta de consistência nas percepções e práticas de algumas parteiras na área de Waterloo-Wellington relativamente às suas funções e responsabilidades no que diz respeito à vacinação contra a gripe sazonal. Pode colocar-se a hipótese de estas inconsistências nas percepções e práticas não constituírem um problema isolado que afecte apenas as parteiras da região de Waterloo-Wellington, mas estarem presentes na profissão a nível provincial e, em maior grau ainda, em todo o Canadá. A OMS afirma que uma maior literacia em matéria de saúde, uma atitude positiva em relação à vacinação e o reconhecimento do seu valor, bem como uma sensação de conforto em relação à vacinação enquanto promotora, são aspectos importantes da recomendação da vacinação às parteiras da região de Waterloo-Wellington.

Dito isto, é importante que reconheçamos o valor das parteiras como especialistas em cuidados formais que são tão importantes como os médicos de família e os ginecologistas na defesa e prestação de cuidados às mulheres grávidas no Canadá, e que devem ser formadas como tal.

Os participantes concordaram que o alargamento do âmbito da prática seria benéfico para a obstetrícia, desde que a formação e a educação fossem também alargadas de modo a incluir as vacinas e, evidentemente, as questões logísticas fossem tratadas de forma adequada. Partindo do princípio de que estas questões de implementação são abordadas na política, as parteiras sentir-se-iam confortáveis em assumir a responsabilidade de alargar o seu âmbito de prática para incluir a discussão, recomendação e administração de vacinas. Embora não se espere que o âmbito da prática das parteiras inclua a vacinação num futuro próximo, como os participantes indicaram, elas são frequentemente um ponto de contacto de confiança para a discussão de vacinas entre as suas pacientes grávidas e devem, por isso, estar preparadas para discutir e, em última análise, promover a adoção de vacinas.

As parteiras são um sector importante a considerar quando se investiga as práticas de cuidados de maternidade, uma vez que o seu papel no sistema de saúde está a evoluir e a expandir-se. Cada vez mais mulheres recorrem às parteiras como principal, ou mesmo único, prestador de cuidados durante a gravidez. Os prestadores de cuidados de maternidade, incluindo as parteiras, podem desempenhar um papel importante na divulgação de informações sobre vacinas, aumentando assim a consciencialização e a utilização de vacinas entre as mulheres grávidas, incorporando discussões e recomendações sobre vacinas nas suas práticas de rotina. Com apenas 1.650 obstetras-ginecologistas no Canadá, cerca de 1.000 dedicados ao parto e aos cuidados de maternidade, e uma grande proporção de profissionais que se reformarão num futuro próximo, é essencial que as parteiras possam participar em todos os aspectos da prestação de cuidados e serviços de maternidade, incluindo discussões e recomendações sobre vacinas.(22)(88) Não só as parteiras são essenciais para substituir a mão de obra OB/GYN em declínio para sustentar o sistema de cuidados de maternidade no Canadá, como também são capazes de manter alguns dos partos fora dos hospitais e chegar a comunidades rurais e grupos culturais que, de outra forma, não teriam acesso a cuidados. A procura de cuidados de maternidade é assim repartida entre médicos e obstetras/ginecologistas e parteiras, reduzindo os encargos e os custos do sistema de saúde(22)(88).

Relevância prática e clínica: Estratégias para aumentar a utilização de vacinas

Esta investigação apresentou duas componentes distintas, mas complementares, que são relevantes para o meu trabalho. Os resultados sugerem que existe um elemento relacionado com a discussão e recomendação da vacina, que inclui o nível pessoal de hesitação em vacinar entre os prestadores de cuidados de saúde e as percepções do seu papel na vacinação. Por outro lado, o elemento prático engloba as lacunas de informação e as dificuldades de comunicação com os doentes. A mudança de comportamento é fundamental para resolver os problemas do nosso sistema de saúde, como as baixas taxas de referenciação e os padrões de discussão entre os prestadores de cuidados de saúde na prática(77). Alguns destes elementos são mais fáceis de abordar, como a disponibilização de recursos e informação ou a incorporação da formação e educação na prática da obstetrícia. Por outro lado, é muito mais difícil mudar um sistema de crenças ou atitudes e crenças profundamente enraizadas sobre vacinas e imunização. Os resultados deste estudo sugerem que existe uma distinção entre seguir simplesmente as recomendações quando a paciente as solicita (fazer o mínimo necessário) e fornecer recomendações fortes e fiáveis como prestador de cuidados de maternidade a todas as pacientes de forma regular e consistente (recomendação e promoção activas). Com base nas conclusões deste projeto, incluindo as declarações das parteiras participantes, pode presumir-se que, atualmente, uma parte das parteiras na área de Waterloo-Wellington, e potencialmente em todo o Ontário, não discute, recomenda ou promove abertamente a vacina contra a gripe, respondendo apenas a preocupações quando solicitadas. As participantes neste projeto de investigação sugerem que existe uma diferença significativa entre estas duas abordagens de promoção e discussão, o que tem um impacto direto na aceitação da vacina entre a população de risco de mulheres grávidas ao seu cuidado.

Foi pedido às parteiras que participaram nas entrevistas qualitativas no âmbito deste projeto de investigação que reflectissem sobre a sua educação e formação. As respostas evidenciaram uma nova descoberta, nomeadamente o facto de nenhuma das parteiras que receberam educação ou formação (no Canadá e a nível internacional) se lembrar de qualquer informação sobre vacinas ou melhores práticas incorporadas no seu currículo. Atualmente, isto deve-se ao facto de a imunização não fazer parte do âmbito da prática das parteiras e, por conseguinte, a segurança das vacinas, as recomendações e os métodos de discussão não fazem atualmente parte da prática de rotina ou dos fundamentos educativos da prática das parteiras no Canadá.(8, 24, 26, 49) No entanto, o mais importante é que, embora a educação e a formação em matéria de vacinas não estejam integradas no âmbito da prática da obstetrícia, não foram o único fator determinante do CCBA ou da prática da obstetrícia quando se tratou de discutir e fazer recomendações sobre vacinas.

Os prestadores de cuidados de saúde são uma fonte fiável de informação sobre vacinas e a sua recomendação é um fator-chave para a adoção de vacinas.(52) A investigação sugere que um dos principais factores que influenciam a decisão de uma mulher grávida de aceitar uma vacina é receber uma forte recomendação do prestador de cuidados de saúde da sua maternidade.(31) No entanto, inquéritos recentes mostraram que muitos prestadores de cuidados de saúde da maternidade estão relutantes em recomendar e administrar vacinas às suas pacientes grávidas.(7, 57) As parteiras deste estudo também referiram que o seu desconforto em fazer recomendações não se limitava a fornecer informações ou recomendações às pacientes quando eram levantadas questões e preocupações sobre as vacinas, mas sim a iniciar estas discussões e a apoiar uma recomendação forte e confiante, como a investigação sugere que tem um impacto positivo na adoção de vacinas. Por conseguinte, é essencial avaliar as barreiras à vacinação durante a gravidez na perspetiva dos prestadores de cuidados de saúde(5). As parteiras do meu estudo fizeram sugestões sobre como melhorar a adoção de vacinas entre as mulheres grávidas e como aumentar o debate e as recomendações por parte das parteiras, com base na sua experiência como prestadoras de cuidados de maternidade no Ontário. As sugestões incluíam mensagens mais claras e mais acessíveis ao público por parte da Public Health sobre a segurança das vacinas durante a gravidez (tanto para as parteiras como para o público em geral), sistemas de lembrete para manter as parteiras actualizadas sobre os calendários de vacinação e mais comunicação e integração entre os prestadores de cuidados de saúde para garantir que todas as mulheres grávidas tenham recebido a recomendação da vacina por pelo menos um prestador de cuidados de saúde. Os participantes acreditam que, com a implementação destas mudanças, a discussão e a recomendação de vacinas poderiam, com o tempo, ser integradas na prática habitual das parteiras. Isto melhoraria o acesso das mulheres grávidas à vacina contra a gripe e encorajá-las-ia a vacinarem-se.

No que diz respeito aos meios de comunicação social e às mensagens de saúde, o que é "saudável" ou "não saudável" é influenciado por discussões sociais, histórias, imagens, informações e conhecimentos(69). Além disso, os grupos sociais variam consideravelmente na forma como entendem a saúde e como se envolvem e constroem significados em torno da saúde(69). Consequentemente, as mensagens da Saúde Pública e de outras autoridades de saúde desempenham um papel fundamental nas percepções e na utilização das vacinas tanto pelo público em geral como pelos prestadores de serviços. As mensagens contraditórias e/ou confusas destas figuras de autoridade e confiança podem ter um impacto direto nas percepções e influenciar a aceitação das vacinas entre as mulheres grávidas. A desinformação sobre a vacinação durante a gravidez foi identificada pelos participantes como criando desafios adicionais para as parteiras ao lidarem com a hesitação que é frequentemente o resultado de mensagens pouco claras sobre a eficácia e as recomendações da vacina. O resultado é um sistema que permite que populações vulneráveis, como as mulheres grávidas, caiam nas fendas de um sistema de saúde que é mais do que capaz de satisfazer as suas necessidades.

As actuais normas, directrizes e regulamentos que orientam os cuidados obstétricos não mencionam o papel das parteiras na discussão de vacinas e na promoção da vacina contra a gripe. De acordo com os participantes, esta questão não está integrada nos programas de formação de parteiras do Ontário, o que transmite a mensagem de que não é da responsabilidade das parteiras discutir, promover ou recomendar vacinas às suas pacientes, apesar de serem prestadoras de cuidados de saúde materna. Embora a razão potencial para esta lacuna na política possa estar ligada à divisão histórica entre parteiras e outros profissionais de saúde e ao esforço para manter as parteiras fora das intervenções biomédicas, é importante considerar que as inovações e os avanços nos cuidados de saúde acontecem ao longo do tempo e que os prestadores de cuidados de saúde também têm de

evoluir os seus conhecimentos e técnicas para acompanhar as necessidades da população.

No caso da obstetrícia, isso pode significar alargar o âmbito de aplicação para incluir

intervenções biomédicas e a base de conhecimentos para que possam participar em todos

os aspectos dos cuidados que são relevantes durante a gravidez de uma mulher.

Os resultados deste projeto destacam a forma como estas lacunas sistémicas

influenciam os comportamentos das parteiras, tal como se reflectem nas suas discussões e

práticas de encaminhamento. A falta de orientações e de normas para as parteiras criou

confusão no sistema de saúde canadiano quanto ao seu envolvimento em certos aspectos

dos cuidados e do tratamento. As parteiras que participaram neste estudo aludiram a

algumas das deficiências de que se aperceberam nas suas carreiras como prestadoras de

cuidados de maternidade. As entrevistas salientaram o facto de os lembretes para discutir

a vacina contra a gripe, bem como os registos de cuidados, não serem registados ou

acompanhados nos formulários pré-natais e de admissão normalizados. Os participantes

discutiram o facto de a informação sobre imunização não ser atualmente registada nestes

formulários pré-natais (presumivelmente porque está para além do âmbito das parteiras) e,

por conseguinte, não existe um método consistente de registar a adesão e de lembrar as

parteiras de terem discussões importantes sobre as vacinas. A falta de recolha de dados

sobre imunização demonstra uma lacuna na política e na prática da obstetrícia. Também

forneceu dados sobre a forma como as barreiras sistémicas afectam a prática da

obstetrícia.

Os dados deste projeto sugerem que as parteiras de Waterloo-Wellington sentem as mesmas preocupações e hesitações que os profissionais de saúde na literatura sobre saúde. Estas preocupações e hesitações reflectem-se na discussão das parteiras sobre a vacina contra o KABB. A hesitação em fazer uma recomendação é particularmente prevalecente entre as parteiras de Waterloo que, devido ao clima atual dos cuidados obstétricos, podem também não considerar a discussão de vacinas como parte da sua prática de rotina e, por conseguinte, não se envolvem em tais discussões com os pacientes e preferem transferir a responsabilidade para outros prestadores de cuidados (5, 9, 27, 49).

Tomada de decisões durante a gravidez e avaliação dos riscos

A tomada de decisões sobre a utilização de vacinas é, em parte, influenciada pela forma como o público ou um indivíduo avalia os riscos associados a uma doença e à vacina(89). Os participantes em grupos de discussão num estudo realizado por Holmes (89) indicam que baseariam as suas decisões sobre as vacinas em grande medida na gravidade da morbilidade se fossem infectados com a doença e comparariam essa morbilidade com os riscos potenciais ou teóricos da vacina(89).(89) Os participantes no estudo Holmes expressaram que estavam extremamente relutantes em adotar precocemente um produto e que havia uma crença partilhada de que poderia haver problemas com a segurança da vacina que só se tornariam aparentes depois de esta ter sido utilizada durante um período de tempo suficiente para que surgissem efeitos secundários a longo prazo.(89) As parteiras entrevistadas no âmbito deste projeto manifestaram preocupações semelhantes e afirmaram que a hesitação pessoal e dos pacientes resulta do facto de a vacina contra a gripe só ter sido recomendada e administrada a mulheres grávidas desde 2007 e de não existirem provas clínicas suficientes para garantir ao público que a vacina não é prejudicial. As parteiras consideram que este período de tempo não é suficiente para que surjam efeitos a longo prazo nas crianças cujas mães foram vacinadas e que podem ter sido afectadas pela vacinação durante a gravidez até à data, pelo que persiste o ceticismo quanto aos efeitos a longo prazo da vacina contra a gripe em particular. Consequentemente, em termos de práticas de encaminhamento, bem como de adoção pessoal, as parteiras eram menos propensas a iniciar discussões sobre a vacina, a fornecer informações, a receber elas próprias a vacina ou a vacinar o seu filho no que se refere à vacina contra a gripe. Esta hesitação, embora por vezes correlacionada com uma desconfiança geral em relação às vacinas ou com uma relutância em vacinar durante a gravidez apesar das recomendações, não reflecte necessariamente uma desconfiança geral em relação às vacinas.(89) Além disso, as parteiras expressaram que, quando se tratava de discutir vacinas e, mais especificamente, a vacina contra a gripe, preferiam encaminhar os seus pacientes para outro prestador de cuidados de saúde. Quando se tratava da sua própria vacinação ou da vacinação dos seus filhos, consultavam o seu médico de família, porque este era capaz de organizar discussões informadas e esclarecedoras. Além disso, apesar de os níveis de hesitação estarem por vezes correlacionados com o comportamento dos prestadores de cuidados de saúde, este não é o único fator determinante para a recomendação de vacinas ou para a recusa pessoal de vacinação, e existe potencial para uma alteração do KABB entre os prestadores de cuidados de saúde se a confiança na evidência das vacinas for melhorada(89).

Confiança na tomada de decisões sobre vacinas durante a gravidez

A confiança é um tema importante na investigação sobre cuidados de saúde e comportamentos de saúde. O conceito de confiança nos serviços médicos e de saúde é importante para compreender o impacto da confiança na promoção da saúde e na prevenção das doenças(90). As teorias sociais da confiança identificam e distinguem entre confiança institucional ou baseada em sistemas e confiança interpessoal, sendo ambas relevantes para os resultados(90).

A confiança institucional é a confiança depositada num sistema ou instituição, como o sistema de saúde(90). A história complexa da obstetrícia profissional pode ser parcialmente responsável pelo clima atual da obstetrícia e pelas suas restrições à prestação do mesmo nível de cuidados que outros profissionais de saúde e de maternidade. Também vemos a confiança institucional manifestada em segmentos do diálogo em que as parteiras se referem às suas fontes de informação (e às das suas pacientes) sobre vacinas. Os participantes reconhecem que fazem parte de um sistema de saúde mais vasto, responsável pela educação e formação, cuidados de maternidade, cuidados preventivos, vacinação e investigação no domínio da saúde. No entanto, reconhecem que nem todos os aspectos deste sistema são fiáveis e que não se pode confiar que os melhores interesses do público (ou, mais especificamente, das mulheres grávidas) estejam em primeiro plano. As parteiras reconhecem que confiam na informação que lhes é fornecida pelas autoridades de saúde, mas reconhecem que a informação sobre as recomendações e directrizes em matéria de vacinas é mínima. Consequentemente, as parteiras tiveram de procurar informação por si próprias quando confrontadas com situações que exigiam que fossem informadas sobre uma determinada vacina (quer por razões pessoais quer profissionais).

Foi nesta altura que expressaram a sua preocupação em encontrar e divulgar fontes de informação precisas e fiáveis e investigação clínica sobre vacinas que lhes permitissem recomendar com confiança uma vacina às suas pacientes grávidas. Em alguns casos, quando a hesitação das participantes em relação às vacinas afectava o seu CCBA pessoal e a utilização de vacinas, as parteiras optaram por recorrer a outros profissionais de saúde para discutir as vacinas com conhecimento de causa.

A confiança interpessoal é negociada entre indivíduos e é uma caraterística pessoal adquirida. As participantes também se referiram a este conceito quando partilharam as suas experiências como prestadoras de cuidados de maternidade e, em alguns casos, quando os papéis se inverteram e elas próprias se tornaram pacientes e procuraram aconselhamento sobre saúde ou vacinas junto de uma fonte mais informada (como o seu médico). As parteiras referiram que, quando confrontadas com decisões sobre vacinas que envolviam riscos pessoais e a decisão se tornava uma escolha pessoal e não profissional, a procura de uma fonte fiável de informação sobre vacinas era uma prioridade. Estas parteiras optaram por recorrer a um profissional de saúde de confiança ou ao seu médico de família para resolver estas preocupações e ter discussões informadas antes de tomarem uma decisão sobre a utilização de vacinas. É importante captar estas experiências partilhadas sobre os impactos positivos da aquisição de conhecimentos e da mudança de atitudes em relação à vacinação, em resultado de intervenções sistémicas, para demonstrar o potencial de mudança positiva e a forma como esta pode ser alcançada quando se trata de vacinação nos cuidados maternos. Os participantes também partilharam anedotas pessoais que expressam o quão prejudicial pode ser não responder adequadamente a um pedido de informação e de garantias sobre a vacinação. Também é importante explorar estas experiências para garantir que as abordagens incorrectas sejam invertidas a todo o custo, de modo a não contribuir para a hesitação em vacinar no Canadá.

Teoriza-se que a confiança no sistema depende da confiança naqueles que o representam(94). As parteiras que participaram nas entrevistas semi-estruturadas estavam conscientes da ligação entre a confiança e o sistema de saúde em que prestam cuidados. As participantes reconheceram a confiança (ou falta de confiança) que existe entre os doentes e os prestadores de cuidados, os doentes e o sistema de saúde, os doentes e a investigação/informação, os prestadores de cuidados e o sistema de saúde e os prestadores de cuidados e a investigação/informação. No entanto, é importante notar o valor que as parteiras atribuem ao seu papel de prestadoras de cuidados distintos e o valor atribuído na sua profissão à manutenção de uma relação de confiança, pessoal e de colaboração com os seus pacientes, que talvez não seja estabelecida com outros profissionais de saúde. Vale a pena explorar melhor a diferença nos níveis de confiança e/ou encontros entre os pacientes e as parteiras, em comparação com outros prestadores de cuidados de saúde, como os médicos. Este projeto levantou a questão de saber porque é que as parteiras e os profissionais alternativos são vistos como tendo os melhores interesses dos clientes, mais do que os médicos em alguns casos, e como é que isto afecta aspectos da sua prática, tais como a provisão de vacinas e outras recomendações relacionadas com a saúde. As parteiras entrevistadas para o estudo reconhecem que há pouco que possam fazer pessoalmente para mudar o atual clima de confiança entre o público (incluindo os profissionais de saúde) e o sistema em que trabalham, mas dão importância à manutenção do seu papel de defensoras de confiança dos seus pacientes.

A literatura sugere que a exposição à cobertura da vacinação pelos meios de comunicação social, particularmente a cobertura negativa, constitui uma barreira no Canadá(86). A qualidade e a exatidão das informações disponíveis para o público variam consideravelmente, especialmente as que podem ser encontradas na Internet(29). Pode ser difícil para o público em geral distinguir as fontes fiáveis.(29) A segurança das vacinas e as histórias controversas são as mais amplamente divulgadas, como a ligação agora desacreditada entre o aumento das taxas de vacinação e o aumento das taxas de autismo, que foi originalmente reivindicada e popularizada por Andrew Wakefield em 1998.(29) Apesar da grande quantidade de provas que contestam as reivindicações desde a publicação original, a hesitação e a desconfiança do público persistem, como mostram as entrevistas com parteiras neste estudo.

A investigação sugere que a dimensão da amostra cumulativa dos estudos activos que incluem mulheres grávidas é relativamente pequena (particularmente no primeiro trimestre)(46). A vigilância passiva ainda não suscitou preocupações de segurança, apesar da utilização generalizada da vacina inactivada contra a gripe durante a gravidez ao longo de várias décadas.(46) No entanto, historicamente, a falta de mulheres representadas nos ensaios clínicos e na investigação tem tido um impacto no atual clima de confiança nas provas clínicas e nas recomendações de saúde.(46) Mais especificamente, a sub-representação das mulheres grávidas nos ensaios clínicos é citada na investigação como tendo influência na qualidade, eficácia, relevância e confiança das mulheres nas provas relativas ao seu nível de segurança.

No seu livro On Immunity, a autora Eula Biss fala da sua experiência pessoal como mãe e da sua luta como progenitora responsável pela decisão de vacinar um filho(91). Eula Biss cita uma série de influências, desde o impacto histórico da publicação de Wakefield e a evolução e o desenvolvimento das vacinas como factores sociais mais amplos até aspectos mais pessoais que têm impacto na sua tomada de decisão, incluindo as interacções pessoais no seio da sua família e da sua comunidade(91).(91) Eula Biss dá a voz e a compreensão de uma mãe sobre uma experiência importante partilhada pela maioria das mulheres(91), reflectindo os desafios da gravidez para além das questões e problemas médicos que se poderiam esperar. Alguns dos conceitos que Biss reconhece como desempenhando um papel na tomada de decisões sobre vacinas também foram evidentes na minha investigação, tais como o facto de se dever prestar especial atenção à fragilidade e vulnerabilidade das mulheres grávidas durante este período e à forma como isso pode afetar a prática e a comunicação sobre vacinas por parte do prestador de cuidados de saúde. Como resultado, pode haver hesitação por parte das parteiras, porque elas próprias têm relutância em recomendar algo que receiam que possa acarretar algum nível de risco. Enquanto profissionais, as parteiras partilharam que a sua hesitação não se deve necessariamente ao nível de risco conhecido, mas ao nível de risco desconhecido devido à incerteza sentida quanto à segurança e eficácia da vacina contra a gripe. Por conseguinte, a falta de recomendação e de discussão é o resultado da desconfiança decorrente da falta de conhecimento e não da desconfiança decorrente de algo negativo, e as parteiras sugerem que existe potencial para mudança e melhoria.

As preocupações com a segurança das vacinas têm estado no centro da investigação sobre vacinas e têm sido um fator determinante das políticas no Canadá e no estrangeiro(92). A avaliação dos riscos é bem citada na literatura quando se trata de saúde e de tomada de decisões, particularmente quando se trata de decisões sobre vacinas(92-95). Os desafios daí resultantes só aumentam quando a tomada de decisões passa do indivíduo para o feto ou a criança. Muitos indivíduos ou pais lutam para equilibrar os riscos e os benefícios de ambos os lados, e é comum que os riscos sejam muitas vezes exagerados e os riscos reais de doença sejam desconhecidos ou subestimados pelos membros da população. Além disso, com a disponibilidade de novas vacinas e de novas recomendações de vacinação, como a vacina contra a gripe, coloca-se a questão de saber qual a melhor forma de comunicar os riscos e os benefícios às pessoas que estão relutantes em ser vacinadas.

Os participantes no meu estudo compreenderam que, embora houvesse riscos associados tanto à vacinação como à possibilidade de contrair a doença, o risco de complicações associadas à vacinação era significativamente menor do que os riscos associados a contrair a própria doença. A doença referida não é necessariamente importante, mas deve notar-se que é geralmente aceite que a vacinação é a opção mais segura. Algumas pessoas chegaram a esta conclusão através da educação e da formação, enquanto outras tiveram experiências pessoais que as esclareceram sobre a importância da vacinação e, nalguns casos, da promoção da vacinação. Nalguns casos, esta mudança ocorreu mais tarde na vida, após o nascimento de um filho ou no início da carreira de parteira. O desenvolvimento ou a mudança nos conhecimentos, atitudes e crenças dos participantes sobre a vacinação reflectiu-se em comportamentos nas suas vidas pessoais e profissionais.

Os responsáveis pela saúde pública insistem que a utilização contínua de vacinas é essencial para manter a prevenção de doenças associadas(29). Apesar disso, o público questiona frequentemente o número de vacinas recomendadas, o momento da sua administração ou as interacções entre elas que conduzem a reacções adversas(86, 94). Os participantes falaram da escolha deste tipo de vacinas na sua vida profissional e pessoal e do desafio de ponderar os riscos e os benefícios das suas escolhas. A Internet e os meios de comunicação social populares parecem validar as preocupações das pessoas relutantes em serem vacinadas e criar um clima de dúvida e ansiedade sobre o valor das vacinas(94). As recentes epidemias de sarampo e tosse convulsa entre populações não vacinadas tornaram esta realidade mais evidente. Uma participante recordou uma experiência particular que alterou a sua perceção e a levou a considerar o contexto histórico em que uma doença como o sarampo ainda não era controlada pelas vacinas. Os participantes sugeriram que as intervenções de saúde pública deveriam centrar-se mais na informação do público sobre os riscos reais das doenças do que nos riscos teóricos da vacinação.

Apoio aos prestadores de cuidados de saúde

Para que os profissionais de saúde possam prestar cuidados eficazes, precisam de fazer parte de um sistema que apoie as suas práticas. Este estudo qualitativo destacou o facto de que, entre as parteiras em particular, as discussões sobre vacinas, as recomendações e a utilização de vacinas não são bem apoiadas pelo sistema de saúde do

Ontário. Não há qualquer menção à vacinação contra a gripe, ao papel da parteira e às recomendações nos padrões de cuidados das parteiras ou nas directrizes de prática clínica, apesar das fortes recomendações da NACI e das autoridades de saúde pública. Os participantes no estudo reconhecem que são ambivalentes quando questionados sobre a vacina contra a gripe na sua prática clínica. As parteiras reconhecem que o seu papel é reduzido devido ao âmbito limitado da sua prática, apesar de serem elas que prestam a maioria (se não a única fonte) dos cuidados quando as discussões sobre a vacinação são relevantes durante a gravidez. Os participantes sugeriram que a educação das suas pacientes sobre a vacinação deveria fazer parte das suas competências, mas devido à falta de sistemas de lembrete e de rotina atualmente em vigor, o seu papel é limitado. A única orientação fornecida às parteiras relativamente à imunização incluía documentos gerais e pouco claros nos padrões de cuidados que continham afirmações como "encorajar os clientes a procurar informação" e "informar os clientes de que a administração de vacinas a crianças está fora do âmbito da obstetrícia" [ver Anexo N].

Os participantes sugeriram soluções simples, como sistemas de lembrete por correio eletrónico e avisos na caixa de correio que informem as parteiras sobre a disponibilidade de informações, recomendações e administração de vacinas. Além disso, um participante salientou a falta de registo e acompanhamento da administração de vacinas nos formulários de cuidados padrão utilizados pelas parteiras (formulários pré-natais 1 e 2 - ver Apêndice J). A prática normal das parteiras no Ontário é orientada por dois formulários pré-natais que documentam e orientam todos os cuidados pré-natais na província. O objetivo destes formulários é recolher informações relevantes sobre a paciente e informar as parteiras sobre os temas a discutir na consulta pré-natal. Os formulários pré-natais recolhem a história familiar, as informações de admissão e os cuidados continuados. Foi sugerido que a prática de rotina das parteiras no que respeita à promoção de vacinas poderia ser melhorada se os formulários pré-natais fossem reelaborados de modo a incluir lembretes sobre vacinas para ajudar as parteiras a desenvolver o hábito de recomendar e discutir as vacinas.

No entanto, para todas as participantes da minha pesquisa, a inclusão da discussão e recomendação de vacinas na rotina não é uma realidade atualmente. A falta de iniciativa dos profissionais da maternidade, principalmente das parteiras, se reflete na baixa taxa de participação das gestantes, que é de apenas 15%(11).

Além disso, os participantes explicaram como, com base nas suas experiências como parteiras no sistema de saúde do Ontário, as suas práticas são informadas e limitadas pelo sistema em que prestam cuidados. Foram recomendadas várias estratégias para aumentar a aceitação das vacinas durante a gravidez, incluindo a educação das pacientes e dos prestadores de cuidados de saúde, fortes referências dos prestadores de cuidados de saúde, integração da vacinação nos cuidados pré-natais de rotina e otimização do acesso das mulheres grávidas aos serviços de vacinação.(5, 19-22, 24, 25, 31) Uma vez que a implementação destas estratégias depende do empenho e da vontade dos prestadores de cuidados de saúde em promover as vacinas, é essencial avaliar as barreiras à vacinação durante a gravidez na perspetiva dos prestadores de cuidados de saúde.(5)

Menonitas na região de Waterloo-Wellington

Este documento fornece um elemento único que ainda não foi objeto de investigação no Ontário. A conceção da investigação deste projeto considera a forma como o estilo de vida e a abordagem menonitas da saúde e da gravidez podem influenciar o CCBA das pacientes e das parteiras. O projeto tem em conta o contexto cultural que a população menonita tem na aceitação das vacinas na região de Waterloo-Wellington, devido à sua fixação na zona. As parteiras que prestam cuidados pré-natais a algumas das mulheres menonitas desta região partilharam as suas experiências com as suas pacientes, a forma como estas mulheres utilizam e abordam os serviços de maternidade e as suas experiências de discussão de vacinas com mulheres menonitas.

Os participantes que trabalham de perto com as mulheres menonitas em Waterloo-Wellington puderam falar sobre a utilização dos serviços de saúde por esta população, a sua capacidade de adaptação e utilização dos serviços formais de obstetrícia, o seu nível de questionamento e, em alguns casos, a sua utilização da vacinação e, mais especificamente, a sua abordagem à gravidez. A utilização do sistema de saúde canadiano pelas mulheres menonitas foi sugerida como sendo uma escolha pessoal, com algumas pacientes a utilizarem mais cuidados e serviços do que outras. Não se determinou especificamente qual a proporção de pacientes que recorrem aos serviços de obstetrícia que estão registados no OHIP, mas pensa-se que ainda há famílias que não se inscreveram na cobertura de saúde do Ontário, embora isto seja mais uma questão de escolha pessoal ou familiar e não de restrições impostas pela igreja.(96) Apesar disso, as mulheres menonitas continuam a procurar cuidados junto de parteiras registadas que prestam cuidados em clínicas urbanas e rurais em algum momento da gravidez, de acordo com as parteiras participantes que prestam cuidados a esta população. De um modo geral, existe uma diferença notável entre a abordagem e os serviços utilizados pelas pacientes menonitas e pelas pacientes tradicionais. As parteiras sugerem que esta diferença é mais acentuada em serviços como ecografias, análises ao sangue e vacinas. Isto não é surpreendente, dada a abordagem não intervencionista e tradicional citada na literatura como a norma para as comunidades menonitas, e talvez explique porque é que as mulheres menonitas preferem ser tratadas por parteiras em vez de outros prestadores de cuidados de saúde durante a gravidez(59).

Há pouca ou nenhuma literatura sobre as perspectivas de vacinação das populações menonitas, ou das mulheres grávidas em particular. Este estudo explorou as práticas de vacinação numa pequena população de menonitas através das parteiras que prestam os seus cuidados pré-natais. Os participantes abordaram temas importantes também mencionados na literatura, tais como os elementos culturais e familiares da tomada de decisões, e o conforto e a confiança no processo natural da gravidez e do parto. Este estudo explora as tradições em evolução (e não evolução) nas comunidades menonitas em áreas como os cuidados de saúde, o parto e a vacinação. Todos estes aspectos são importantes a considerar numa perspetiva de comunicação sobre saúde mais centrada na cultura, como uma alternativa e não como uma barreira a uma comunicação sobre saúde eficaz. (69)

Além disso, ao entrevistar parteiras que cuidam de pacientes menonitas e convencionais, pudemos comparar e contrastar as abordagens aos cuidados de saúde, à vacinação e à gravidez, tal como são vividas, interpretadas e partilhadas pelas parteiras que participaram nas entrevistas qualitativas. Isto acrescentou um elemento único aos dados que foi explorado como um fator cultural e social no KABB das parteiras na área de Waterloo-Wellington. Embora esta investigação seja um bom ponto de partida, deve ser dada mais atenção à exploração da influência dos factores culturais, históricos e comunitários nas atitudes, crenças e tomada de decisões sobre vacinas nas comunidades menonitas (e noutras comunidades culturalmente diversas). A tomada em consideração do contexto cultural na investigação oferece novas formas de compreender a relação entre os meios de comunicação, a cultura e a comunicação, e ajuda a explicar o êxito ou o fracasso das estratégias de comunicação na abordagem de questões de saúde complexas, como a aceitação das vacinas(69).

Análise utilizando o Quadro Teórico do Domínio (QDT)

A codificação e a análise dos dados brutos recolhidos através de entrevistas semi-estruturadas foram efectuadas utilizando o quadro dos domínios teóricos. O quadro dos domínios teóricos provou ser uma aplicação eficaz para este projeto de investigação e contribuiu para a conceção de um guia de entrevista bem organizado. O quadro ajudou a orientar o conteúdo e a análise das entrevistas sem as limitar. Foi demonstrado que o quadro TDF pode ser aplicado a uma vasta gama de comportamentos, modelos clínicos, contextos e métodos(77). O quadro permitiu ao investigador ver como elementos mais específicos (códigos individuais e específicos) se enquadram em temas e estruturas sociais mais amplos (domínios, tal como definidos no TDF). Além disso, os domínios foram (e podem continuar a ser) utilizados como uma ferramenta organizacional na revisão e desenvolvimento de intervenções comportamentais específicas.

O TDF é eficaz para ajudar a explorar os desafios da implementação e a conceber intervenções de implementação e pode ajudar a criar uma direção para a investigação futura(77). Também permitiu ao investigador traduzir a teoria em prática, pegando nos dados e no conteúdo das entrevistas e fornecendo a aplicação prática da mudança de comportamento. Especificamente, as perguntas da entrevista concebidas para explorar os conhecimentos, as atitudes e as crenças, bem como as percepções, ajudaram a compreender e a fundamentar os resultados da investigação. Em contrapartida, as entrevistas centradas no comportamento e em temas mais amplos, como os factores de influência (barreiras sistémicas, influências e factores culturais e históricos), fornecem uma visão dos obstáculos às acções individuais dos prestadores de cuidados de saúde e de maternidade. Em conjunto, torna-se claro que as intervenções têm de ser direccionadas para influenciar a mudança de comportamento na prática da população específica de parteiras do Ontário. Nalguns aspectos, os resultados podem até ser generalizáveis aos prestadores de cuidados de saúde de todo o Canadá.

O TDF revelou-se eficaz na classificação dos códigos num grande número de códigos e categorias, mas esta investigação foi limitada devido à pequena dimensão da amostra, o que limitou a capacidade do investigador para explorar determinados temas em profundidade. Além disso, como o TDF foi consultado durante o desenvolvimento do guia de entrevista e da análise de dados, é possível que, apesar dos esforços do investigador para não se basear apenas no TDF para informar o projeto, tenha havido enviesamento. Os temas que não se enquadravam no âmbito do TDF não foram descartados, mas examinados mais de perto para determinar se se enquadravam no quadro ou se constituíam uma anomalia, numa tentativa de resolver esta limitação. Foi decidido que os temas que não se enquadravam no quadro deveriam ser considerados como "novos temas" a explorar no âmbito deste projeto de investigação.

Orientações para a investigação futura

Sabe-se muito pouco sobre a hesitação em vacinar entre os prestadores de cuidados de saúde e sabe-se ainda menos sobre a hesitação em vacinar entre as parteiras em particular e o impacto desta hesitação nas suas discussões e recomendações durante os cuidados pré-natais e o impacto desta hesitação na aceitação da vacina. Este estudo explorou o BCAA das parteiras em relação à vacinação durante a gravidez; no entanto, é necessária mais investigação para examinar de que forma isto afecta diretamente a aceitação da vacina no Ontário e, de um modo mais geral, no Canadá, entre as mulheres grávidas. Atualmente, não existe praticamente nenhuma investigação centrada nas perspectivas e interacções das parteiras na discussão e recomendação da vacinação com as suas pacientes grávidas, e na forma como isto muda em resposta às recomendações de vacinação da NACI e da Saúde Pública. Este é também o primeiro estudo do género a ter em conta as influências experimentais e contextuais das populações menonitas que residem na zona rural de Waterloo-Wellington. É necessária investigação para compreender melhor os factores sociais e sistémicos que criam uma lacuna na investigação, bem como as directrizes e as normas de cuidados em torno da vacinação contra a gripe durante a gravidez em contextos relevantes. O desenvolvimento da investigação nesta área é importante não só para a comunidade académica, mas também para informar a política de saúde e incentivar a mudança a nível do sistema. É essencial resolver os problemas de aceitação da vacina antes de assistirmos a outra pandemia como a do H1N1 em 2009. Para além disso, a investigação qualitativa centrada no BKC das parteiras e de outros prestadores de cuidados de maternidade, bem como a investigação quantitativa centrada na correlação entre as conversas sobre vacinas com as parteiras e a aceitação da vacina, são essenciais para analisar a importância das conversas sobre as vacinas contra a gripe.

Há também uma necessidade de investigação entre as populações minoritárias, remotas e rurais no Canadá. Este estudo demonstrou que as populações rurais, como a população menonita considerada nesta investigação, podem potencialmente ter conhecimentos diferentes sobre vacinas e utilização de cuidados de saúde do que as populações localizadas em ambientes mais urbanos que potencialmente seguem abordagens mais medicalizadas aos cuidados. De um modo geral, há falta de dados sobre a população menonita e as suas práticas de utilização dos cuidados de saúde (em particular, cuidados obstétricos e pré-natais); é também uma população difícil de infiltrar devido ao seu isolamento e às suas pequenas comunidades. Por conseguinte, trabalhar com ou entrevistar pessoas (como as parteiras) que trabalham de perto com os menonitas, e ter um profundo respeito e compreensão do seu modo de vida e abordagem aos cuidados, é uma forma eficaz de avaliar os seus conhecimentos e competências em matéria de cuidados de saúde primários.

É necessária mais investigação em Ontário e no Canadá entre as parteiras relativamente ao seu papel nas discussões e recomendações sobre vacinas. Além disso, é necessária uma avaliação das normas de cuidados e do âmbito da prática das parteiras para clarificar o papel exato de uma parteira nas discussões e recomendações sobre vacinas e a forma como os prestadores de cuidados de saúde e de maternidade devem abordar a hesitação das pacientes em vacinar. É possível que a discussão sobre vacinas ainda não tenha sido incorporada nas políticas e directrizes, de modo a continuar a separar as parteiras dos prestadores de cuidados biomédicos. É essencial que sejam feitas alterações a nível sistémico para informar as políticas e criar normas e directrizes mais claras e relevantes para as parteiras relativamente ao seu papel na discussão e recomendação de vacinas. Mais importante ainda, a educação e a formação em matéria de vacinas têm de ser incorporadas nos currículos das parteiras e nos programas de estágio, a fim de as preparar para as discussões sobre vacinas que terão de enfrentar na prática. Para que a saúde pública forneça recomendações fortes às mulheres grávidas (como a vacina contra a gripe), as parteiras têm de ser formadas, informadas e sentir-se à vontade para apoiar essas recomendações.

De um modo geral, este estudo lançou luz sobre alguns dos factores que contribuem para a hesitação num subconjunto importante do sistema de cuidados de saúde e sobre o impacto desta hesitação na prática. A literatura nesta área sugere que é necessária mais investigação qualitativa como esta para explorar melhor o tópico da hesitação em vacinar dentro dos componentes dos nossos sistemas de cuidados de saúde. O objetivo desta investigação é centrar-se no envolvimento das parteiras na promoção da vacinação e iniciar um diálogo entre os prestadores de cuidados de saúde e os decisores políticos sobre a potencial expansão desta prática.

Limitações desta investigação

Este estudo tem uma série de limitações que devem ser destacadas. O recrutamento foi efectuado por correio eletrónico e por telefone às secretárias das clínicas de obstetrícia, que depois apresentaram as informações e o folheto do estudo às parteiras da zona de Waterloo-Wellington em reuniões clínicas. Isto deixa em aberto a possibilidade de enviesamento da seleção e do recrutamento, caso o recrutamento não tenha sido apresentado a todas as parteiras empregadas na zona (ou seja, esquecido em reuniões ou esquecido e, por conseguinte, as parteiras de uma clínica específica podem não ter sido informadas da oportunidade de investigação). O recrutamento decorreu durante vários meses (abril de 2017-abril de 2018) e as entrevistas tiveram lugar entre abril-agosto de 2017 e janeiro-abril de 2018. Por conseguinte, não se prevê que os métodos de recrutamento tenham limitado as oportunidades dos participantes que estavam de férias ou em licença de maternidade na altura do recrutamento ou da entrevista. No entanto, é possível que o recrutamento tenha sido menos bem sucedido porque o recrutamento inicial teve lugar entre maio e agosto, altura em que é mais provável que as parteiras tirem férias de verão. Outra limitação do recrutamento fora do local de trabalho é que, na ausência de contacto pessoal, os potenciais participantes podem ter estado menos inclinados a querer participar no projeto de investigação. Este projeto também não oferecia qualquer remuneração pela participação e exigia uma dedicação de tempo considerável por parte das parteiras, o que tornava o estudo atrativo para as parteiras.

As entrevistas foram efectuadas com uma amostra intencional de oito participantes. As entrevistas e o recrutamento terminaram após a sétima entrevista, devido ao facto de se estar a aproximar o prazo de entrega. Embora a saturação teórica não tenha sido alcançada como inicialmente previsto, foi determinado que a tese final deveria ser apresentada como um estudo exploratório e que a saturação não precisava de ser o objetivo final para obter resultados significativos. Embora a natureza qualitativa e a pequena dimensão da amostra desta investigação limitem a sua generalização, os resultados deste estudo são, no entanto, transferíveis para outros contextos de saúde e cuidados maternos no Canadá. Este projeto de investigação terminou com uma amostra de dimensão inferior à prevista. Com apenas 711 parteiras a exercer em todo o Ontário(37), e a maioria delas a concentrar as suas práticas de cuidados em áreas urbanas, o investigador estava a estudar uma população pequena (parteiras rurais na região de Waterloo-Wellington) e, por isso, esperava dificuldades de recrutamento devido à natureza do estudo. A investigação exigia que os participantes dessem quarenta e cinco minutos a uma hora do seu tempo, sem remuneração. É possível que as exigências feitas aos participantes fossem demasiado elevadas e dissuadissem os voluntários de se apresentarem ou de participarem no estudo. Isso também significa que aqueles que concordaram em participar da pesquisa podem estar mais convencidos pelo tema e, portanto, não são necessariamente uma representação exata da maioria das parteiras de KABB na área de pesquisa. Devido ao pequeno tamanho da amostra, é preciso reconhecer que alguns temas podem ser tendenciosos por representarem as perspectivas de uma ou duas participantes. O pesquisador se esforçou para não fazer afirmações ou declarações generalizáveis com base nos resultados dos dados ou nas declarações feitas pelas participantes da entrevista, ao mesmo tempo em que agradece a contribuição das parteiras que participaram.

O guião da entrevista incluía perguntas sobre o modo de vida menonita, a abordagem à saúde e a abordagem à gravidez. Como nenhum dos participantes era de origem menonita, todas as respostas foram baseadas em boatos ou na experiência pessoal de pessoas pertencentes à população menonita. Por conseguinte, é possível que haja alguma deturpação ou má interpretação ou que as nuances da cultura menonita ou as abordagens aos cuidados de saúde não sejam captadas, mas as ideias e conceitos gerais foram captados nos resultados.

A utilização do questionário demográfico pode ser considerada uma limitação devido à inconsistência dos dados fornecidos (um participante recusou-se a responder a algumas perguntas) e à falta de utilização formal dos dados. Uma vez que os dados do questionário demográfico eram identificáveis, foram mantidos confidenciais, mas foram úteis ao investigador para estabelecer o contexto e a informação de base sobre o participante, bem como para identificar padrões nas respostas às entrevistas e a forma como estes podem (ou não) estar relacionados com a idade, a educação e a experiência dos participantes. O questionário demográfico não foi utilizado para análise formal ou estatística, mas para fins de coerência e organização.

Os participantes tinham a opção de participar em entrevistas telefónicas ou presenciais. Sete dos oito participantes optaram por entrevistas telefónicas. Uma entrevista teve lugar na sala de descanso de uma clínica de obstetrícia. Este facto pode ser considerado uma limitação, embora todas as outras informações recolhidas durante a entrevista tenham sido idênticas (notas e memorandos, gravação áudio e documentação necessária). Todas as entrevistas foram naturais e autênticas, mas pode argumentar-se que alguns dos aspectos matizados e pessoais de uma entrevista presencial podem perder-se numa entrevista telefónica. O entrevistador tentou remediar esta situação, registando elementos como hesitações na voz, pausas e risos que podem ser ouvidos na gravação áudio. Por último, a investigação qualitativa tem sido criticada por ser propensa a enviesamentos do investigador ou do experimentador(84). A investigadora tentou minimizar o enviesamento recorrendo a um segundo codificador, chegando a um acordo entre os codificadores e consultando regularmente o seu supervisor(84). Globalmente, o objetivo desta investigação era compreender melhor e iniciar um diálogo para futuras mudanças nos cuidados obstétricos. Penso que ambos os objectivos foram alcançados, apesar das limitações actuais.

Este estudo começou a preencher uma lacuna na investigação qualitativa e na pesquisa sobre as práticas e discussões de recomendação de vacinas entre parteiras na área de Waterloo-Wellington, em Ontário, e suas implicações para a adoção de vacinas entre mulheres grávidas no Canadá. Este estudo melhorou a investigação quantitativa anterior e a investigação qualitativa limitada através do recrutamento de parteiras no Ontário, permitindo uma compreensão mais abrangente das experiências das parteiras sobre a abordagem do método KABB à vacinação durante a gravidez. Os dados recolhidos através de um breve questionário demográfico e de entrevistas qualitativas semi-estruturadas proporcionaram uma compreensão mais abrangente das experiências das parteiras relativamente às discussões e recomendações sobre vacinas. Mais especificamente, permitiram ao investigador comparar os elementos que surgiram durante as entrevistas com os resultados da investigação realizada fora do contexto canadiano. Estes resultados contribuem para uma melhor compreensão das percepções das parteiras que prestam cuidados no contexto canadiano, bem como das percepções das mulheres grávidas de quem cuidam.

Embora elementos como a hesitação em vacinar entre os prestadores de cuidados de saúde já tenham sido objeto de investigação no estrangeiro e no Canadá, o papel das parteiras, a sua interação com a população de risco de mulheres grávidas e o elemento cultural da população menonita ainda não foram explicitamente considerados na investigação. As semelhanças e diferenças que surgiram nas entrevistas demonstram o valor da utilização de uma abordagem qualitativa quando se exploram as experiências e percepções de processos e interacções complexos, tais como a hesitação em vacinar e a tomada de decisões em matéria de cuidados de saúde.

Os resultados exploratórios sugerem que a falta de discussão e de recomendações sobre vacinas nos cuidados obstétricos em Waterloo-Wellington, particularmente em relação à vacina contra a gripe, é um problema grave com implicações cruciais. Os resultados deste estudo reforçam a literatura bem citada e demonstram ainda que existe um problema de hesitação em relação às vacinas e de falta de confiança na prática das parteiras em Waterloo-Wellington.

Esta recomendação tem um impacto direto nas taxas de participação, como é o caso das mulheres grávidas de risco, cuja taxa de participação é estimada em 15%.

As estratégias futuras devem abordar as causas profundas da baixa adesão das populações em risco, a fim de criar uma mudança eficaz e proactiva.

Referências

1. Fynes. Integration of lay midwives and nurses into the American and Canadian health care systems (Integração de parteiras e enfermeiras leigas nos sistemas de saúde americano e canadiano) Social Science Medicine. 1997;44[7].
2. George L. A crise das parteiras: não há médicos suficientes, não há parteiras suficientes; é uma má altura para ter um bebé no Canadá. MacLeans Magazing. 2008.
3. Eve Dube, Maryline Vivion, Chantal Sauvageau, Arnaud Gagneur, Raymonde Gagnon e Maryse Guay. Como é que as parteiras e os médicos discutem a vacinação infantil com os pais? Jornal de Medicina Clínica. 2013;2[4]:242-59.
4. Bourgeault IL. Delivering the 'new' Canadian midwifery: the impact on midwifery of integration into the Ontario health care system. Sociology ofHealth &. Illness.
5. 2000;22[2]:172-96.
6. Moniz M, Beigi RH. Imunização materna: experiências clínicas, desafios e oportunidades na aceitação de vacinas. Vacinas e imunoterapias humanas.
7. 2014;10[9]:2562-70.
8. Comité. NVA. O Comité Consultivo Nacional de Vacinas: reduzir as barreiras dos doentes e dos prestadores de serviços às imunizações maternas: aprovado pelo Comité Consultivo Nacional de Vacinas em 11 de junho de 2014. Relatório de Saúde Pública. 2015;130[l]:10-42.
9. Cynthia A Bonvillea, Joseph B Domachowskea &. Manika Suryadevara. Atitudes e práticas de vacinas entre prestadores de cuidados obstétricos no estado de Nova York, seguindo a recomendação de vacinação contra coqueluche durante a gravidez. Vacinas humanas e. Immunotherapeutics. 2015;ll[3]:713-8.
10. Michael L. Power, Meaghan A. Leddy, Britta L. Anderson, Stanley A. Gall, Bernard Gonik, Jay Schulkin. Obstetrician-Gynecologists' Practices and Perceived Knowledge Regarding Immunization (Práticas e conhecimentos percebidos dos ginecologistas-obstetras sobre imunização). American Journal of Preventative Medicine. 2009;37[3]:231-4.
11. C. Eppes, A. Wu, K.A. Cameron, P. Garcia, W. Grobman. Does obstetricians' knowledge of influenza increase acceptance of the HINI vaccine in their pregnant patients?
12. Vaccine. 2015;30[39]:5782-4.
13. Robert F. Arao, Shannon McWeeney, Katrina Hedberg. Vacinação de mulheres grávidas contra a gripe: Attitudes and behaviors of Oregon prenatal care provider physicians (Atitudes e comportamentos dos médicos prestadores de cuidados pré-natais do Oregon). Jornal de Saúde Materna e Infantil. 2015;19[4]:783-9.
14. Agnes Tong M, Anne Biringer, Marianna Ofner-Agostini, Ross Upshur M, Allison McGeer. A cross-sectional study of maternity care providers' and women's knowledge, attitudes, and behaviours regarding influenza vaccination during pregnancy. Journal of Obstetrics and Gynaecology Canada (Jornal de Obstetrícia e Ginecologia do Canadá). 2008;30[5]:404-10.
15. Biggs L. Tradition as a political symbol in the new Midwifery in Canada (A tradição como símbolo político na nova Obstetrícia no Canadá). In: Ivy Lynn Bourgeault CB, Robbie Davis-Floyd, editores. Reconciling midwifery.
16. Biggs L. Rethinking the history of midwifery in Canada (Repensando a história da obstetrícia no Canadá). In: Ivy Lynn Bourgeault CB, Robbie Davis-Floyd, editor.

Reconciling midwifery. McGill: McGill.

17. Ontário Go. Waterloo Wellington LHIN 2016 [Disponível em: http://www.waterloowellingtonlhin.on.ca/aboutus.aspx.

18. Peretti-Watel P, Larson HJ, Ward JK, Schulz WS, Verger P. Hesitância à vacina: esclarecendo um quadro teórico para uma noção ambígua. PLOS surtos actuais. 2015.

19. Canadá S. Taxas de vacinação contra a gripe no Canadá Estatísticas do Canadá: Estatísticas do Canadá; 2014

20. Beate Sander, Chris T. Bauch, Andreas Maetzel, Allison McGeer, Janet M. Raboud, Murray Krahn. Economic Evaluation of Ontario's Universal Influenza Immunization Program: A Cost-Utility Analysis [Avaliação Económica do Programa Universal de Imunização contra a Gripe do Ontário: Uma Análise de Custo-Utilidade]. PLOS Medicine. 2010;7[4].

21. Canadá PHAo. Hospitalizações e mortes relacionadas com a gripe registadas no Canadá: 2011-2012 a 2015-2016 [dados de 27 de agosto de 2016]: PHAC; 2016 [

22. [NACI] NACI. Declaração sobre a vacinação contra a gripe para a época 2008-2009. Uma Declaração do Comité Consultivo [ACS], Can Commun Dis Rep 2008;34[ACS-3]:l-46.

23. Dodds L, McNeil SA, Fell DB. Impact of influenza exposure on hospital admission rates and physician visits for respiratory illness in pregnant women (Impacto da exposição à gripe nas taxas de internamento hospitalar e consultas médicas por doença respiratória em mulheres grávidas). Jornal da Associação Médica Canadiana. 2007;176:463-8.

24. Legge A, Dodds L, Macdonald NE, Scott J, McNeil S. Rates and determinants of seasonal influenza vaccination in pregnancy and association with neonatal outcomes (Taxas e factores determinantes da vacinação contra a gripe sazonal na gravidez e associação com resultados neonatais). Jornal da Associação Médica Canadiana. 2014;186(4):E157-E64.

25. Denise J Jamieson, Margaret A Honein, SonjaARasmussen, Jennifer L Williams, David L Swerdlow, Matthew S Biggerstaff, Stephen Lindstrom, Janice K Louie, Cara M Christ, Susan R Bohm, Vincent P Fonseca, Kathleen A Ritger, Daniel J Kuhles, Paula Eggers, Hollianne Bruce, Heidi A Davidson, Emily Lutterloh, Meghan L Harris, Colleen Burke, Noelle Cocoros, Lyn Finelli. Infeção pelo vírus da gripe H1N1 de 2009 durante a gravidez nos Estados Unidos. The Lancet. 2009;374(9688):429-30.

26. Canadá PHAo. Comité Consultivo Nacional de Imunização JNACI] Página Web da Agência de Saúde Pública do Canadá: Agência de Saúde Pública do Canadá; 2017 [

27. Yudin, Sgro. Aceitabilidade e viabilidade da administração da vacina contra a gripe sazonal numa clínica pré-natal. Journal of Obstetrics and Gynaecology Canada. 2010;32(8):745-8.

28. Beth A Halperin, Shelly McNeil, Jennifer Kalil e ScottA Halperin. Maintaining momentum: Key factors influencing acceptance of influenza vaccination among pregnant women after the H1N1 pandemic (Manter a dinâmica: factores-chave que influenciam a aceitação da vacinação contra a gripe entre as mulheres grávidas após a pandemia de H1N1). Human Vaccines & Immunotherapeutics. 2014;10(12):3629-41.

29. Todd Lee, Margaret McArthur, Allison McGeer. Beliefs and practices of Ontario midwives regarding influenza immunization (Crenças e práticas das parteiras de Ontário relativamente à imunização contra a gripe). Vaccine. 2005;23(13):1574-8.
30. Allison L. Naleway e John P. Mullooly. Influenza vaccination of pregnant women. Epidemiologic Reviews. 2006;28:47-53.
31. Canadá S. Vacinação contra o H1N1: grupos prioritários. Sobre a Divisão de Análise de Saúde; Recuperado: 2018. Contrato nº 4.
32. Caplan. Vaccination refusal: Ethics, individual rights, and the common good (Recusa de vacinação: Ética, direitos individuais e o bem comum). Elsevier. 2011.
33. Eve Dube Dominique, Gagnon, Manale Ouakki, Julie A. Bettinger, Maryse Guay, Scott Halperin KW, Janice Graham, Holly O. Witteman, Shannon MacDonald, William Fisher, Laurence Monnais, Dat Tran, Arnaud Gagneur, Vineet Saini, Jane M. Heffernan, Samantha Meyer, Joshua Greenberg, Heather MacDougall. Compreender a Hesitância à Vacina no Canadá: Resultados de um Estudo de Consulta da Rede Canadiana de Investigação sobre Imunização. PLOS One
34. Shabir A. Madhi, Clare L. Cutland, Locadiah Kuwanda, Adriana Weinberg, Andrea Hugo, Stephanie Jones, Peter V. Adrian, Nadia van Niekerk, Florette Treurnicht, Justin R. Ortiz, Marietjie Venter, Avy Violari, Kathleen M. Neuzil, Eric A.F. Simões, Keith P. Klugman e Marta C. Nunes. Influenza Vaccination of Pregnant Women and Protection of Their Infants (Vacinação contra a gripe de mulheres grávidas e proteção dos seus bebés). The New England Journal of Medicine. 2014;371:918-31.
35. Dicionário. Dicionário 2017
36. Georgina Cairns LM, Kathryn Angus, Laura Walker, Theodora Cairns-Haylor e Timothy Bowdler. Revisão sistemática da literatura sobre as provas da eficácia das comunicações promocionais do calendário nacional de imunização: Insight into health communication. Estocolmo: Estocolmo; 2012.
37. Paul Ritvo, Neil Klar, Kumanan Wilson, Laura Brown, Aline Rinfret, Robert Remis e Murray D Krahn. A Canadian national survey of attitudes and knowledge about preventive vaccines (Um inquérito nacional canadiano sobre atitudes e conhecimentos em matéria de vacinas preventivas). Journal of Immune Based Therapies and Vaccines 2003;I(3).
38. PATERSON SL. Ontario Midwives: Reflections on Decade ofRegu ated Midwifery. Canadian Womens Studies.24(I):153-7.
39. Epp M. Parteiras-curativas nas comunidades canadianas de imigrantes menonitas: Women who "make things right". História Social. 2007;40(80).
40. CIHI. Perfis provinciais de PCH. CIHI: CIHI; 2016.
41. Hanna A. Maternidade e cuidados a recém-nascidos em Ontário. Jornal Médico do Ontário. 2007:27
42. 39.
43. (CAM) CAoM. Relatório anual. CAM. 2014/2015.
44. (CAM) CAoM. CAM. 2016.
45. CMRC. Requisitos para o registo inicial como parteira no Canadá. CMRC Nunavut. CMRC Nunavut2011.
46. CoMo do Ontário. Página Web do College of Midwives of Ontario : College of Midwives of Ontario; 2015 [atualizado em 2015.
47. Informação ClfH. Midwives-CIHI 2013 [Disponível em :

48. https://www.cihi.ca/en/spending-and-health-workforce/health- mão de obra/parteiras.
49. Eileen K, Hutton P, Angela H. Reitsma, et, Karyn Kaufman D. Outcomes associated with planned home and hospital births among low-risk women attended by midwives in Ontario, Canada, 2003-2006: A Retrospective Cohort Study. Birth. 2009;36(3):180.
50. Patricia A. Janssen, Lesley A. Page, Michael C. Klein, Robert M. Liston, Shoo K. Lee. Outcomes of planned home birth with a registered midwife versus planned hospital birth with a midwife or physician (Resultados do parto domiciliário planeado com uma parteira registada versus parto hospitalar planeado com uma parteira ou médico).
51. . CMAJ. 2009;181(6-7):377-83.
52. (NACI) NACI. Capítulo sobre a gripe do Guia Canadiano de Imunização e declaração sobre a vacina contra a gripe sazonal para 2016-2017. PHAC: PHAC; 2016-2017.
53. Avaliação da segurança das vacinas do Programa Universal de Imunização contra a Gripe do Ontário, 2012-2013 a 2014-2015 [Internet], Agência de Saúde Pública do Canadá. 2016 [citado em 1 de setembro de 2016].
54. Helen Johansen. Influenza Vaccination - National and Provincial/Territorial Trends [Vacinação contra a gripe - Tendências nacionais e provinciais/territoriais]. Statistics Canada Catalogue 82-003. 2006;17(2):43.
55. Ehrenthala. Comentário sobre "Maternal Vaccination: Clinical Experiences, Challenges and Opportunities in Vaccine Acceptance" [Vacinação Materna: Experiências Clínicas, Desafios e Oportunidades na Aceitação de Vacinas]. Human Vaccines & Immunotherapeutics. 2014;10(9):2574-5.
56. Dube E. Hesitação vacinal entre os profissionais de saúde e abordagens para a resolver. Conferência Canadiana de Imunização; Ottawa: Eve Dube; 2016.
57. Eve Dube DG. Estratégias para lidar com a hesitação da vacina: Revisão das revisões publicadas. Vaccine. 2015;33:4191-203.
58. Pauline Paterson a FMb, Lawrence R. Stanberry c, Steffen Glismann b, Susan L.
59. Rosenthal c" Larson HJ. Hesitação em vacinas e profissionais de saúde. Vacina. 2016;34:6700- 7.
60. TongA, Ofner-Agostini M, Upshur R, McGeerA. A cross-sectional study of maternity care providers' and women's knowledge, attitudes and behaviours towards influenza vaccination in pregnancy. Journal of Obstetrics and Gynaecology Canada (Jornal de Obstetrícia e Ginecologia do Canadá).
61. 2008;30(5):404-10.
62. Verger P CF, Fressard L, Bocquier A, Gautier A, Pulcini C, Raude J, Peretti-Watel P. Prevalência e correlações de hesitação vacinal entre clínicos gerais: um inquérito telefónico transversal em França, abril a julho de 2014. Euro Surveill. 2016;21(47):3406.
63. Dube E, Ouakki M., Guay M., Sauvageau C., Landry M.. Enquete quebecoise sur la vaccination contre la grippe saisonnière et le pneumocoque en 2016. Québec: Institut national de santé publique du Québec 2016.
64. Enquete quebecoise sur la vaccination contre la grippe saisonnière etle pneumocoque et sur les determinants de la vaccination. Québec: Institut national de santé publique du Québec. 2017.

65. Carol Yuet Sheung Yuen, Marie Tarrant. Determinantes da aceitação da vacinação contra a gripe entre as mulheres grávidas - Uma revisão sistemática. Vaccine. 2014;32(36):4602-13.
66. Pingsheng Wu, Airron Richardson, Steven G. Gabbe, Meredith A. Gambrell e Tina V. Hartert. Influenza Vaccination in Pregnancy: Opinions and Practices of Obstetricians in an Urban Community (Vacinação contra a gripe na gravidez: opiniões e práticas de obstetras numa comunidade urbana). Southern Medical Journal. 2006;99(8).
67. Epp. M. Mennonites. Historica Canada. 2011.
68. Guides R. Os menonitas de Kitchener-Waterloo e St. Jacobs. 2016.
69. País SJ. A história menonita. 2016.
70. Estudos LoAa. Quem são os menonitas? Faculdade Universitária Conrad Gabel : Faculdade Universitária Conrad Gabel ; 2017 [
71. CanadáS. Perfil do Censo. Censo de 2001: Statistics Canada; 2002. Número do contrato: 92378-2011.
72. Canadá S. Profile of the National Household Survey (Perfil do Inquérito Nacional aos Agregados Familiares). Relatório do instituto de estatística do Canadá. Catálogo do Statistics Canada; 2013 Lançado em 26 de junho de 2013. Contrato n.º 99-010-X2011032.
73. Equipa EaHA. Pedido de dados. Pedido de dados. Statistics Canada: Saúde Pública da Região de Waterloo; 6 de abril de 2017.
74. Susan Fish, Marlene Epp, Carol Ann Weaver. Relatório do património menonita. 2016.
75. Eve Dube, Julie Bettinger, Universidade da Colúmbia Britânica, Nicholas Brousseau Indspd, Eliana Castillo, Liz Darling, Michelle Driedger, William Fisher, et al. PROTOCOLO DE INVESTIGAÇÃO: Vacinação de mulheres grávidas: Os prestadores de cuidados de maternidade estão hesitantes? Rede canadiana de investigação sobre imunização. 2015.
76. Creswell JW. Reserch Design: Qualitative, Quantitative and Mixed Methods Approaches. 4ª ed. Universidade de Nebraska: SAGE; 2014.
77. Lewis B. Comunicação em saúde: uma abordagem de estudos culturais e de mídia: Palgrave; 2015.
78. Jacob SA. Writing Interview Protocols and Conducting Interviews: Tipcs for Students New to the Firld of Qualitative Research. The Qualitative Report. 2012;17(6):l-10.
79. Layder D. Sociological practice: linking theory and social research. Londres: SAGE publications; 1998.
80. Silverman D. Doing Qualitative Research. 4ª ed. Londres: SAGE; 2013.
81. Bell. Social Research Methods. Quarta edição canadiana. Don Mills, Ontário, Canadá: Oxford University PRess; 2016.
82. Taylor B FK. Investigação qualitativa nas ciências da saúde: metodologias, métodos e processos. 1ª edição. Taylor B FK, editores, editora. Nova Iorque, NY: Taylor &. Francis; 2013.
83. Rubin HJ RI. Qualitative Interviewing: The Art of Hearing Data. 2ª ed. Thousand Oaks, Califórnia: SAGE Publications Inc; 2005.
84. Erlandson DA, Skipper BL, Allen SD, Grotevant, Carlson CI. Doing Naturalistic Inquiry: A Guide to Methods. MM M, editor. Newbury Park, Califórnia: SAGE

Publications; 1993.

85. Jill J Francis. Teorias da mudança de comportamento sintetizadas num conjunto de agrupamentos teóricos: introdução de uma série temática sobre o quadro de domínios teóricos.

86. Implementation Science. 2012;7(35).

87. Parteiras AoO. Trabalhar com Hospitais: Âmbito, Colaboração e Integração Associação de Parteiras do Ontário; 2008.

88. James Cane. Validação do quadro de domínios teóricos para utilização na investigação e implementação da mudança de comportamento. Implementation Science. 2012;7(37).

89. Simon D French, Sally E Green, Denise A O'Connor, Joanne E McKenzie, Jill J Francis3, Susan Michie, Rachelle Buchbinder, Peter Schattner, Neil Spike e Jeremy M Grimshaw. Desenvolver intervenções de mudança de comportamento informadas pela teoria para implementar provas na prática: uma abordagem sistemática utilizando o Quadro de Domínios Teóricos. Implementation Science. 2012;7[38J.

90. Ward S. Howto' Use Social Theory Within and Throughout Qualitative Research in Healthcare Contexts. Sociology Compass. 2014;8[5]:525-39.

91. Erlandson, Skipper BL, Allen SD, Grotevant HD, Carlson CI... Critérios de qualidade para um estudo naturalista. McCue MM e, editor. Newbury Park, Califórnia: SAGE Publications; 1993.

92. Benaquisto. Fundamentals of Social Research. Evelyn Veitch AW, Laura MacLeod, David Tonen, Lesley Mann, Valerie Adams, editor. Toronto, Canadá: Nelson Education LTD; 2010.

93. Gibbs G. Analyzing Qualitative Data, Corbin J DN, Freebody P, Gergen K, Manson J, Murray M et al. Corbin J DN, Freebody P, Gergen K, Manson J, Murray M et al, editores, editor. Londres, Reino Unido: SAGE Publications; 2007.

94. Guest G MK, Namey EE. Applied Thematic Analysis (Análise Temática Aplicada). Knight V, Habib, L, Virding A, Rosenstein A, Hutchinson A, editores. Thousand Oaks, Califórnia: SAGE Publications 2012.

95. Heidi JL, Caitlin Jarrett, Elisabeth Eckersberger, David M.D. Smith, Pauline Paterson. Compreendendo a hesitação da vacina em torno das vacinas e da vacinação de uma perspetiva global: uma revisão sistemática da literatura publicada, 2007-2012. Vaccine. 2014;32:2150-9.

96. Sages-femmes AoO. Ontario Midwives Ontario Midwives: Association of Ontario Midwives; 2017 [Disponível em: http://www.ontariomidwives.ca/midwife/regulation/associationJ.

97. Bourgeault IL. A escassez de parteiras está a custar ao sistema de saúde do Canadá. A Província. 2014.

98. Holmes NHB. The public's acceptance of novel vaccines during a pandemic: a focus group study and its application to influenza H1N1. Emerging Health Threats Journal. 2009;2[e8J.

99. Samantha Meyer, John Coveney e Wendy Rogers. Trust in the health system: An analysis and extension of the social theories of Giddens and Luhmann. Health Sociology in Review. 2008;17:177-86.

100. Biss E. On Immunity. Minneapolis, Minnesota Greywolf Press; 2014.

101. Leslie K. Ball GE, Ann Bostrom. Risky Business: Challenges in Vaccine Risk

Communication [Negócio arriscado: desafios na comunicação do risco das vacinas]. Pediatrics. 1998;101[3].

102.   Wiley K, Massey, P., Cooper, S., Wood, N., Quinn, H., Leask. A intenção das mulheres grávidas de tomar uma vacina contra a tosse convulsa pós-parto e sua vontade de tomar a vacina durante a gravidez: uma pesquisa transversalK. Vaccine. 2013;31:3972-8.

103.   Katrina F. Brown, Mary Ramsay, Michael J. Hudson, John Green, Charles A. Vincent JSK, Graham FraserfNick Sevdalisa. Decisão dos pais britânicos sobre a vacina contra o sarampo, a papeira e a rubéola [MMR] 10

104.   anos após a controvérsia MMR-autismo: uma análise qualitativa. Vaccine. 2012;30:1855-66.

105.   Brownsyne M. Tucker Edmonds JC, Katrina Armstrong, Judy A. Shea. Risk Perceptions, Worry, or Distrust: What Drives PregnantWomen's Decisions to Accept the H1N1 Vaccine? Maternal and Child Health Journal. 2011;15:1203-9.

106.   Zehr G. Changes I Have Seen In The Amish Community In My Lifetime [Mudanças que vi na comunidade Amish durante a minha vida]. Ontario Mennonite History [Internet], 1998; XVI[1192-5515J.

Consultar o anexo **Michelle_Simeoni_** para referências a documentos adicionais da tese.

Apêndice A: Região de recrutamento - LIHN Waterloo-Wellington
Apêndice B: Documentos relativos à obstetrícia no Ontário
O modelo de cuidados das parteiras do Ontário
Âmbito de exercício da profissão de parteira
Prescrição e administração de medicamentos
Vacinação infantil de rotina
Apêndice C: Região de Waterloo - Saúde Pública - Resultados dos pedidos de dados
Anexo D: Não incluído no documento
Anexo E: Quadro do TDF
Apêndice F: Guia de entrevista
Apêndice G: Pista de auditoria
Apêndice H: Recrutamento
Anexo I: Não incluído
Anexo J: Não incluído
Apêndice K: Não incluído
Apêndice L: Documentos complementares sobre as conclusões e os resultados
Questionário demográfico Resultados do questionário Ficheiro pré-natal 1 Ficheiro pré-natal 2
Apêndice M: Apêndice M: Ética
Feedback sobre a avaliação ética
Autorização de revisão ética
Alterações à avaliação ética
Apêndice N : Documentos adicionais
Requisitos para o registo inicial como parteira nas jurisdições canadianas Perfis provinciais do CIHI HCP (2016)

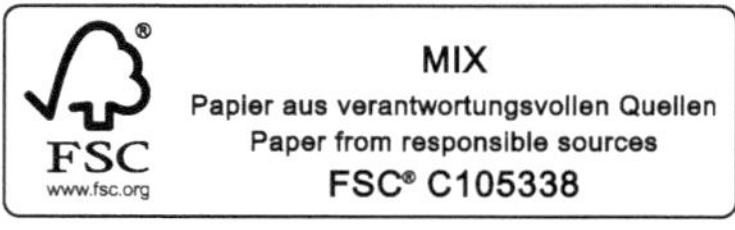

Printed by Books on Demand GmbH, Norderstedt / Germany